産業保健スタッフのための実践!

「誰でもリーダーシップ」

【編】 川上 憲人 / 小林 由佳 / 難波 克行 / 関屋 裕希
　　　 原 雄二郎 / 今村 幸太郎 / 荒川 裕貴
【著】 東京大学職場のメンタルヘルス研究会（TOMH 研究会）

**理論・事例・ワークで
身につく発揮の仕方**

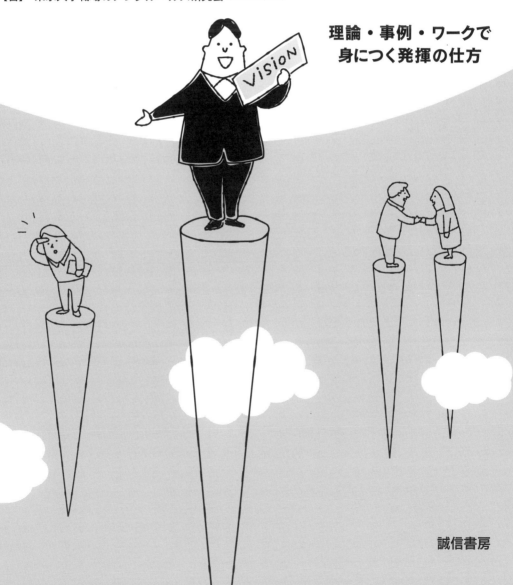

誠信書房

まえがき

　皆さんは，産業保健スタッフとして業務に取り組むなかで，「するべきと考える産業保健の取り組みが事業場に受入れてもらえない」「現在の業務の中では自分が理想とする産業保健が進められない」あるいは「産業保健のために自分は何をすべきなのか見失ってしまいがちになる」といった悩みを感じたことはないでしょうか。産業保健スタッフとしての経験を積み，専門職としての知識や技術を研鑽しても，このような悩みにぶつかることはむしろ多くなるかもしれません。経営者や労働者からの産業保健スタッフへの期待や要求が高度化，多様化するなかで，産業保健は大きく変化しています。こうした状況の中で，自分のすべきことを明確にし，人や組織に働きかけて実現してゆく能力が産業保健スタッフに求められています。この能力を私たちは「リーダーシップ」と呼んでいます。

　本書は産業保健スタッフのリーダーシップについて記述した初めての本です。より良い産業保健活動を行うために，産業保健スタッフが個人として，チームとして，組織・会社として，「こうなりたい，こうありたいと，目指す理想像（ビジョン）」を明確にし，これを実現するために，「リーダーシップ」を発揮するための方法を解説しています。

　私たちは，特に，チームや組織の中でリーダーの立場にない（決定権や裁量権のない）人でも，自分のビジョンを持ち，決定権のある人に相談したり，その他の関係者を巻き込みながら，ビジョンの実現に向けて行動するという権威によらないリーダーシップである，「誰でもリーダーシップ」が重要と考えています。どのような立場にある産業保健スタッフであっても，産業保健活動の中で「誰でもリーダーシップ」を発揮することができると考えています。本書では，こうした考え方に基づいて，産業保健スタッフのリーダーシップについてその変え方，実例や実践方法を提供するものです。

　本書を読んでいただきたい方
  • 本書は，すべての産業保健スタッフの方を対象としています。
  • 産業医，産業看護職，衛生管理者など産業保健に携わる方なら職種を問いません。

- 産業保健に携わる人事労務担当者や事務担当者の方にも役立つことと思います。
- 事業場で産業保健のリーダー役になっている方も，そうでない方も，いずれの方も対象としています。

特に，以下のような方にお勧めです。

- 理想とする産業保健活動を進めたいという情熱を持っている方。
- 現在の産業保健活動を見直して，より良いものにしたいと思っている方。
- 今後どう産業保健活動と関わってゆけば良いか迷っている方。
- これから産業保健をがんばりたいと思っている産業保健1年目の方。

本書で学べること

本書は4つの章で構成されています。

第1章「産業保健スタッフの『誰でもリーダーシップ』総論——リーダーシップを発揮するための6つの手順」では，リーダーシップとは「ビジョンを実現」しようとすることであることを学びます。また，なぜ産業保健スタッフにリーダーシップが必

「リーダーシップ」とはビジョンを実現しようとすることである

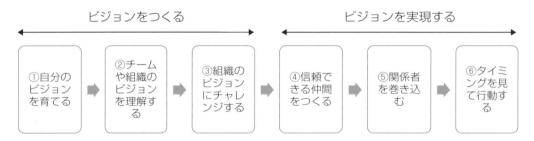

「リーダーシップ」を発揮するためには6つの手順がある

自己理解	状況把握	ビジョン	心構え	業務遂行力	人間関係構築

「リーダーシップ」の発揮を支える6つの要素がある

図1　本書で学べること

要になっているかについて学びます。なかでも「誰でもリーダーシップ」が重要になっていること，これを発揮するための6つの手順（図1）を紹介します。

　第2章「産業保健スタッフの強い味方『誰でもリーダーシップ』を支える6つの要素」では，これまで行われてきたリーダーシップについての研究からその考え方を整理します。そこから導かれた，「誰でもリーダーシップ」を支える6つの要素（図1）について述べます。6つの要素を自己評価できる調査票も紹介しています。

　第3章「事例で学ぶ『誰でもリーダーシップ』発揮の仕方」では，事例を通じて「誰でもリーダーシップ」を学びます。産業保健スタッフが実際に「やりたいこと」を持ち，これを「実現した」好事例を紹介します。産業保健スタッフのリーダーシップとはどのようなものなのかを事例から理解できます。また，事例から見たリーダーシップを発揮するためのヒントを紹介します。

　第4章「困ったときの『誰でもリーダーシップ』ワーク集」では，今まさにビジョンの実現が難しいと感じている方に役立つ，自分と周りの状況を整理し，リーダーシップを発揮するためのヒントを見つけるために役立つ「リーダーシップを発揮することが困難なときのワークシート」を紹介し，個人でワークに取り組むときの活用法と，個人ワークの結果を持ち寄ってグループワークに取り組む方法を解説します。

　これらのことをすでに実行されている産業保健スタッフもおいでになることでしょう。その場合でも，産業保健スタッフの活動をリーダーシップという視点から見直してみることで，産業保健活動をより良いものにするための，たくさんのヒントが得られることと思います。また，本書の付録で取り上げている資料類は出版社のホームページ内の，本書のページ（http://www.seishinshobo.co.jp/book/b603530.html）よりダウンロードが可能です。読者の産業保健活動を向上させるためにぜひご活用ください。

　産業保健スタッフがリーダーシップを発揮しようとすることは，産業保健スタッフのやる気や元気にもつながります。そのことは，より質の高い産業保健活動を提供できることにもつながることでしょう。

　本書が，すべての産業保健スタッフの皆さんの「誰でもリーダーシップ」の実現につながり，それを通して働く人たちの健康の増進につながることを願っています。

　2022年1月

著者を代表して　川上憲人

目 次

第1章

総論──産業保健スタッフのリーダーシップを考える

本章で得られるもの

- 産業保健活動において，産業保健スタッフ1人ひとりがリーダーシップを発揮することが求められている。
- 産業保健スタッフのリーダーシップとは産業保健スタッフが「ビジョンを実現すること」である。
- 産業保健スタッフがリーダーシップを発揮するために，「誰でもリーダーシップを発揮する6つの手順」がある

はじめに

- 産業保健スタッフにはなぜリーダーシップが必要なのでしょうか？
- 産業保健スタッフが発揮するリーダーシップとはどんなものでしょう？
- 産業保健スタッフがリーダーシップを発揮するにはどうしたらよいでしょうか？

　本章では，産業保健スタッフのリーダーシップがどのような理由で必要とされるようになったのか，産業保健スタッフのリーダーシップとはどのようなものであるのかについて解説します。ここでは，職場のメンタルヘルス対策に関係して産業保健スタッフのリーダーシップを取り上げますが，産業保健スタッフが行う産業保健活動全体にも当てはまるものです。またここでは産業保健スタッフとして，産業医，保健師，看護師，心理職，衛生管理者などの産業保健専門職のリーダーシップを取り上げます。しかし産業保健に携わる人事労務担当者などにも参考になる内容であると思います。

　リーダーシップとは，簡単にいうと「ビジョンを持ち，これを実現する」ことです。自分のビジョンを実現するために働きかける相手がいれば，必ずリーダーシップが必要になると言われます。産業保健スタッフは，専門知識や倫理観に基づいて専門職としてなすべきことや，正しいと考えること，つまり産業保健スタッフが自ら理想とする「ビジョン」を持つことが必要です。そして，経営者，管理監督者，従業員など，さまざまな関係者に自分の考えを説明し，理解・納得してもらったうえでこれを実現するための取り組みを進めます。これが産業保健スタッフのリーダーシップです。人や組織に働きかけて理想を実現しようと考えるとき，リーダーシップは必須のスキルになります。

　大事なことは，リーダーシップを職位の高い人や決定権のある人だけに限定して考えないことです。チームや組織の中でリーダーの立場にない者でも，自分のビジョンを持ち，決定権のある者に相談しながらその実現に向けて行動することができます。こうしたタイプのリーダーシップを，この本では「権威によらないリーダーシップ」，あるいはもっと平易に「誰でもリーダーシップ」と呼んでいます。こうした「誰でもリーダーシップ」こそ，産業保健スタッフにとって重要なリーダーシップです。

　産業保健スタッフのリーダーシップの理論的な背景，実際の事例，あるいは自分のリーダーシップを分析し向上させる方法については，第2章以降で詳しく解説しま

す。ここでは産業保健スタッフのリーダーシップとは何かについて，おおまかなイメージをつかんでいただければと思います。

第2節
産業保健スタッフのリーダーシップの必要性

1. 産業保健スタッフのリーダーシップはより良い産業保健活動の基盤である

　産業保健活動において，産業保健スタッフがリーダーシップを発揮することがなぜ必要になるのでしょう。公益社団法人日本産業衛生学会による産業保健専門職の倫理指針（2000）では，「産業保健活動の主目的は，労働条件と労働環境に関連する健康障害の予防と，労働者の健康の保持増進，ならびに福祉の向上に寄与することにある」とされています。この倫理指針ではさらに，「産業保健専門職は職域における安全衛生の確保をはかる労使の活動に対して専門的立場から関連する情報の提供，評価，助言などの支援を行う」と書かれています。産業保健スタッフが自ら産業保健活動を行うこともありますが，一方で経営層や人事と従業員とが行う産業保健活動を支援することも重要な役割です。この場合，産業保健活動を実際に行ってもらう関係者に働きかけて，法令や公正性から見て適切で，従業員の健康確保にとって効果的な活動が行われるようにしなくてはなりません。

　産業保健活動の中から，ストレスチェック制度において努力義務とされている集団分析の実施と活用を取り上げてみましょう。集団分析の実施と活用は義務とはされてないことから，事業場によっては実施しなくてもよいと考えている場合もあるでしょう。一方で産業保健スタッフは，学会や研修会，論文などで学んだ知識から，集団分析を実施し職場環境改善を行えば，従業員の心理的ストレスが改善し，仕事の効率も上がることを知っています。ストレスチェック制度の中で職場環境改善を実施することで，メンタルヘルス不調を減らした他社の事例も聞いています。専門職としては，ストレスチェック制度の中で職場環境改善を行って，従業員に健康でいきいきと働いてもらえるようにしたいと考えます。しかし職場環境改善は，産業保健スタッフだけではできません。各部署の管理監督者に協力してもらう必要があります。その部署の従業員にも協力してもらう必要があります。何より，事業場トップに職場環境改善を行うという方針を出してもらう必要があります。このために産業保健スタッフは事業場トップや人事に情報を提供して職場環境改善のメリットを伝え，構想を衛生委員会

で審議することで，職場環境改善を行うという方針を事業場として決定します。最初は職場環境改善を一部のモデル職場で行って，やり方や効果を確認することになるかもしれません。職場環境改善を試行させてもらえる部署を管理監督者に働きかけて協力を得て決定し，さらにその従業員にも趣旨や方法を説明して納得してもらったうえで，職場環境改善を実施します。

　このように，より良い産業保健活動を行おうとすると，産業保健スタッフが事業場での対策のあるべき姿についてビジョンを持ち，関係者に働きかけてそれを実現することが必要になります。自らのビジョンを持ち，関係者に働きかけてこれを実現することは，すなわちリーダーシップを発揮するということです。産業保健スタッフのリーダーシップは，より良い産業保健活動の基盤であると言えます。

■2. 産業保健スタッフを含めた公衆衛生専門職に必要な能力が見直されている

　今世紀に入ってから医師や看護師などの医療の専門家の持つべき能力（コンピテンシーと呼ぶ）の見直しが進んでいます。コンピテンシーとは，知識や経験をもとに，職務や役割を効果的に達成するための能力のことです。高齢化による病気の種類の多様化，患者・家族の価値観の変化や多様化を背景として，医療に対する患者や家族の期待が変化しました。たとえば，病気の治療だけでなく，患者への適切な情報提供や，患者の気持ちに寄り添ったケアを提供することが重視されるようになりました。医療がこうした期待に対応するためには，専門知識や技術だけでは不十分で，新しいコンピテンシーが求められるようになります。たとえば専門家としてのプロフェッショナリズムやコミュニケーション能力が，新しいコンピテンシーとして提案されています。言い換えれば，専門知識や技術を使いながら，患者や社会の多様なニーズに応えられる医療を提供できる能力が求められるようになったのです。

　こうした変化は，最初は病院などの臨床場面で起こりましが，しだいに地域保健などの公衆衛生にも及ぶようになりました。米国やカナダ，ヨーロッパでは，公衆衛生の専門家の教育や実践に係わる教育機関などが，公衆衛生の専門家に必要な新しいコンピテンシーを提案しています。わが国でも，公衆衛生大学院の集まりである公衆衛生大学院プログラム校連絡会議が，わが国における公衆衛生専門職の新しいコンピテンシーとして9つの要素をあげています（表1）。これらのコンピテンシーは，公衆衛生の知識と技術を使って，組織や住民に働きかけ，そのニーズに合った適切な公衆衛生活動を行うための能力ということができます。このうち，特に大事になるものが，①プロフェッショナリズムと②リーダーシップです。

表1　わが国における公衆衛生専門職の新しいコンピテンシーと「リーダーシップ」
（公衆衛生大学院プログラム校連絡会議，2019）

公衆衛生専門職の新しいコンピテンシー
① プロフェッショナリズム ② リーダーシップ ③ システム思考 ④ 計画策定とマネジメント ⑤ 情報科学の素養 ⑥ コミュニケーション ⑦ 多様性の受容と理解・配慮 ⑧ 国際性 ⑨ 政策提言・社会実装への貢献
上記のうち「リーダーシップ」の説明
公衆衛生上の課題に対して，これを取り巻く社会状況に即して，自らおよび組織のビジョンを構築し，関係者や関係組織と協働してその解決に向けて能動的に働きかけることのできる能力 1．公衆衛生におけるリーダーシップの重要性およびこれを発揮する方法を説明できる。 2．関係者との対話により，公衆衛生上の課題に対して自らのビジョンをつくり，また所属組織のビジョンを理解しその構築・発展に貢献できる。 3．課題解決のためのチームをつくり，関係者が合意形成し，協力して問題解決するように働きかけ実践できる。 4．公衆衛生におけるリーダーシップのあり方とこれを発揮する方法・手順について，国内，海外，グローバルな視点から説明することができる。

　プロフェッショナリズムとは，専門職として，真摯な態度と社会貢献への意識を持ち，倫理原則について理解し，専門的知識と技術を常に向上させることで，専門職が専門職である基盤のことです。一方，リーダーシップは，「自らおよび組織のビジョンを構築し」「関係者や関係組織と協働してその解決に向けて能動的に働きかけることのできる能力」とされています。つまり，専門職としてのビジョンを構築し，関係者とともに活動することでビジョンを実現することとされています。このように，公衆衛生の専門職においても，リーダーシップが重要な能力であることが認識されているのです。

　産業保健スタッフも，広い意味では公衆衛生の専門家と言えます。産業保健活動を専門とする公衆衛生専門職です。したがって，これらのコンピテンシーは産業保健スタッフにとっても重要です。産業保健も大きく変わろうとしています。従業員や事業者の価値観や期待は多様化しています。産業保健スタッフも，こうしたコンピテンシーを身につけ，ニーズや期待を理解しながら，産業保健活動を進めることが労働者の健康の保持・増進のための取り組みを実施することが求められています。そのなかでもリーダーシップは，産業保健スタッフが持つべき大事なコンピテンシーといえます。

3. 産業保健スタッフのリーダーシップが求められる場面が増えている

　　産業保健スタッフのリーダーシップが必要となっている理由の1つに，産業保健活動の課題や考え方が時代とともに変化し，複雑になってきていることがあります。ここでは，職場のメンタルヘルス対策を取り上げて，その変化を見てみましょう。わが国における職場のメンタルヘルス対策は，1950年代後半からの第一次ブーム，1980年代半ばからの第二次ブームを経て発展してきました（表2）。1980年代までは，従業員の福利厚生施策として職場のメンタルヘルス対策が行われてきました。しかしこの時期に，過重労働による健康障害，特に過労死や過労自殺が社会問題となり，2000年の過労自殺の最高裁判決以降，安全配慮義務の履行という観点から，いわゆる企業の

表2　職場のメンタルヘルス対策の歴史

1950〜60年代　第1次ブーム
企業内精神健康管理クリニック（精神科診療所） 産業医の集団，ポジティブメンタルヘルス志向の活動 日本産業衛生学会「職場不適応研究会」発足（現「産業精神衛生研究会」）
1970年代　後退期
雇用主対労働者の対立，「精神健康管理」への批判 精神科医による職場のメンタルヘルス対策への慎重論
1980〜1990年代　第2次ブーム（高度経済成長と関心の高まり）
• 企業の関心の高まり •「過労死」報告の増加 • 民間で最初のうつ病による労働災害（1984） • 行政の対策の推進 • 労働省「作業関連疾患の予防に関する研究」ストレス関連疾患研究班（1997〜2000） • 精神障害等の業務上外の判断指針（1999）
2000年代　「リスクマネジメント」の時代
• 過労自殺の民事訴訟の最高裁判決（2000） • 厚生労働省「事業場における労働者の心の健康づくりのための指針」（2000）；「労働者の心の健康の保持増進のための指針」（2006年，2015年改正） •「心の健康問題により休業した労働者の職場復帰支援の手引き」（2004，2009年改訂） • 長時間労働者への医師面接制度の導入（2006） • 企業の雇用・経営方針の大きな転換とメンタルヘルス不調の増加
2010年代　「ストレスチェック」時代
• ストレスチェック制度の義務化（2014） • 人材確保，生産性向上施策としてのメンタルヘルス対策 　➢ 日本再興戦略（2013）と健康経営の国の成長戦略への位置づけ 　➢ 「働き方改革」（2017） 　➢ ワークエンゲイジメント（ポジティブメンタルヘルス） 　➢ 両立支援におけるメンタルヘルス対策

「リスクマネジメント」としての職場のメンタルヘルス対策が進みました。一方で，少子高齢化にともなう将来の労働力人口の減少が政策課題となり，2013年の日本再興戦略以降，産業保健の枠組みの中に，人材確保，生産性向上施策としてのメンタルヘルス対策の視点が入ってきました。健康経営でも最近はメンタルヘルス対策に着目した取り組みが注目されています。事業者や経営層における職場のメンタルヘルス対策に対する価値観や期待は現在，さまざまなものがきわめて混在した状態にあります。事業場ごとにも大きく異なりますし，なお変化しつつあるとも言えます。事業者や経営層の多様な期待を理解し，産業保健スタッフとしての活動を，これとすりあわせ，整合させることが求められています。

　従業員のメンタルヘルス対策への関心や期待も変化しています。正規社員，契約社員，派遣社員など，雇用形態もこの20年ほどで多様になってきました。子育てや介護が必要な家族の存在など，従業員の抱える問題に個別に対応することも重要になってきました。こうした多様な従業員の職場のメンタルヘルス対策への期待はさまざまです。また従業員も以前よりはっきりとメンタルヘルス対策に意見を言うようになってきました。メンタルヘルス不調から職場復帰する従業員が，事業場や産業保健スタッフにさまざまな希望や要求を述べるようになったのも，この20年ほどの傾向です。

　職場のメンタルヘルスに関する法令や制度も変化しています。2015年からのストレスチェック制度の導入，2019年からの働き方改革関連法の施行，労働者の心身の状態に関する情報の適正な取扱い，2020年からのパワーハラスメント，セクシュアルハラスメント，マタニティハラスメント等の対策の義務化など，職場のメンタルヘルス対策と関連する法令が相次いで出されました。また新型コロナウイルス感染症拡大下では，長時間残業，ストレスチェックに関する情報通信機器を用いた面接指導に関する通達（令和2年基発1119第2号）や，「テレワークの適切な導入及び実施の推進のためのガイドライン」（令和3年3月25日）におけるテレワーク時のメンタルヘルス対策の重点項目に関する指針なども出されています。こうしたさまざまな法令や指針をもとにしながら，事業場で適切な職場のメンタルヘルス対策を行ってゆく必要があります。

　以上，職場のメンタルヘルス対策に関連した産業保健活動の変化を述べました。こうした変化は，産業保健活動全体においても生じています。産業保健活動に対する経

図2　リーダーシップとは「ビジョンを現実にする」こと（Alon and Higgins, 2005）

営者の期待，従業員との関わり，さらに法令の時代的変化には目をみはるものがあります。こうした変化し複雑になる状況の中で，産業保健スタッフは，事業場において最適な産業保健活動を見極め，これを推進することが求められます。一律に決まったことをすればよいということではなく，担当する事業場の状況や課題，活動のための人員や経費などを個別に考慮し，目標や活動を選択し，事業者と従業員に提案し，働きかけ，実施することが求められます。すなわち，産業保健スタッフが自らのビジョンを構築し，関係者との対話により合意形成し，協力して，取り組みを行うことが必要になります。このときに，リーダーシップは必要な能力となります。まさに，産業保健スタッフのリーダーシップが求められる場面が増えているといってよいでしょう。

産業保健スタッフのリーダーシップとは何か

1. リーダーシップとは「ビジョンを現実にする」こと

「まえがき」で述べたように，リーダーシップとは，シンプルに言えば，「ビジョン」を「現実にする」ことです（"Leadership is the ability to turn vision into reality"（Alon & Higgins, 2005）（図 2 ）。ビジョンを持ち，これを現実にしようとするなら，それはすなわち，リーダーシップを発揮していることになります。

「あなたが産業保健活動に関して実現したいことは何でしょう？」「それを実現するために，どう行動すればよいと考えているでしょう？」これらの 2 つの質問に答えられるなら，あなたは，もうビジョンを持ち，それを実現しようと考えていることになります。つまり，リーダーシップを発揮しようとしていることになります。

もちろん，ビジョンを良い形で持つことには努力と工夫が必要です。またビジョンを実現するためには作戦が必要になります。リーダーシップを発揮するためには，ビジョンをどう持つべきか，またこれを実現するために何をすべきなのかを理解することが必要です。

2. 「リーダーのリーダーシップ」から 「誰でもリーダーシップ」へ

ビジネスにおけるリーダーシップの研究では，これまで「リーダーのリーダーシップ」論が中心となってきました。つまり，権限や決定権を持っているリーダーが，ど

うそのビジョンを実現するかという視点からの研究です。そのため，これまではリーダーシップといえば，決定権限を持つリーダーにおけるリーダーシップを指していました。企業においてもこの考え方を基にした幹部研修，管理監督者研修などが広く行われています。

　しかし近年，組織のすべてのメンバーが持つべきリーダーシップに関する研究や提案がなされるようになってきました。本書ではこの考え方を仮に「誰でもリーダーシップ」と呼ぶことにします。組織の誰でもがリーダーシップを発揮するとする「誰でもリーダーシップ」の考え方は，機能的リーダーシップ，シェアド・リーダーシップなどという名前で提案されています。「誰でもリーダーシップ」の考え方の中でおそらく一番，有名なのは，NHK リーダーシップ白熱教室でも活躍したロナルド・ハイフェッツ（Ronald A. Heifetz）教授により提案された「適応的リーダーシップ」だと思います。これらの考え方に共通しているのは，「リーダー」と「リーダーシップ」を切り離し，リーダー以外でもリーダーシップを持てるとしたことです。そしてリーダー以外の組織の全メンバーがリーダーシップを発揮することは組織にとってメリットがあると考えていることです。

　「誰でもリーダーシップ」は，産業保健スタッフのリーダーシップを考える際にとても役に立つ考え方です。第一に，「誰でもリーダーシップ」は，自律性や裁量権を持つ専門職（プロフェッショナル）という立場とよく整合しています。プロフェッショナリズムの考え方では，専門職は，一般の人が知っているよりも複雑な知識と技術を修得しています。かつ専門職には真摯さや倫理観，社会への貢献などのものの考え方が求められます。そのうえで専門職は，専門知識を自分の良心に基づいて，自分の判断で使うことが許されます。つまり専門職とは，一人ひとりが自分の価値観やビジョンを持ち，これを実現するために努力するという職業です。そのため，リーダーのみがリーダーシップを発揮するという考え方よりも，「誰でもリーダーシップ」の考え方のほうが専門職の活動には当てはまります。

　第二に，一律のやり方が必ずしも通用しなくなり，また今後の変化が見通しにくいVUCA（ブーカ）[†1] 時代において，状況に応じて個別性が高い判断を行う必要のあるときには，リーダーのリーダーシップよりも，一人ひとりが責任のある判断をする「誰でもリーダーシップ」のほうが効果的です。多様で一律の基準の当てはめが難しくなっている産業保健の現場で，個々の専門職が最適な判断をする必要がある状況が増えている産業保健の現場でも，産業保健スタッフには「誰でもリーダーシップ」を発揮することが求められています。

---

†1　Volatility（変動性），Uncertainty（不確実性），Complexity（複雑性），Ambiguity（曖昧性）の頭文字から作られた用語。

表3　「リーダーのリーダーシップ」と「誰でもリーダーシップ」の違い

表3　「リーダーのリーダーシップ」と「誰でもリーダーシップ」の違い
（堀尾・舘野，2020，p.169を著者一部改変）

	リーダーのリーダーシップ	「誰でもリーダーシップ」
リーダーシップのあり方	個人の強力なリーダーシップ	メンバー全員のリーダーシップ
リーダーの役割	明確なビジョン設定と変革推進	メンバーがリーダーシップを発揮できる環境をつくる
メンバーの役割	フォロワーシップの発揮	権限によらないリーダーシップの発揮

　第三に，リーダーにとっても，「誰でもリーダーシップ」の考え方は，メンバーに自律的，能動的に働き，積極的に活動してもらううえで有用です。「誰でもリーダーシップ」の考え方のもとに，メンバーが創意工夫をこらしさまざまな提案を自発的にすることで，チーム全体の活性化や発展につながり，またメンバーの意見をくみ上げるうえでのリーダーの負担も減ることになります。

　「誰でもリーダーシップ」では，リーダーの役割，メンバーの役割も変化します（表3）。産業保健スタッフが「誰でもリーダーシップ」によりいきいきと働くためには，そのリーダーが「誰でもリーダーシップ」を促す行動をとる必要があります。産業保健チームのリーダーとなっている場合には，メンバーの「誰でもリーダーシップ」を促すようなリーダーとしての行動を心がけることが大切です。

3. 産業保健スタッフのリーダーシップとは

　産業保健スタッフのリーダーシップとは，専門職としてのプロフェッショナリズムをもとにして，専門職として期待される役割を果たすために，自らのビジョンを持ち，これを実現するために，経営者，管理監督者，従業員など，さまざまな関係者に自分の考えを説明し，理解・納得してもらい，関係者と協力して産業保健活動を行うことです。

　産業保健スタッフのリーダーシップは「誰でもリーダーシップ」であるべきです。産業保健スタッフは，この領域のプロフェッショナルとして，真摯な態度と社会貢献への意識を持ち，倫理原則について理解して産業保健活動を行うことが求められます。その意味で，産業保健スタッフのリーダーシップは，事業者やリーダーから指示された役割を行うというだけではなく，産業保健スタッフ一人ひとりが自ら考え，産業保健に対するビジョンを持ち，それを実現しようとするものであるべきです。

　産業保健スタッフがリーダーシップを発揮しようとしても，事業場の現在の方針や

優先順位，人員や予算の不足，タイミングなどの理由によって，そのビジョンがなかなか実現しないこともあるでしょう。それでも，産業保健スタッフがリーダーシップを発揮することで，事業場の関係者は職場のメンタルヘルス対策や産業保健活動について新しい考え方ややり方があることを理解することでしょう。そうした理解は，そのあと他の対策や活動を提案するときに，有効に働くかもしれません。産業保健スタッフがリーダーシップを発揮する職種なのだということを関係者に理解してもらうことにつながるかもしれません。長期的には，産業保健スタッフが提案したビジョンが実現する日がくるかもしれません。産業保健スタッフのリーダーシップは，産業保健スタッフが自分の理想を無理矢理でも実現しようという行為ではなく，事業場の関係者が産業保健活動をより深く理解し，より良い対策がとれるようになるために，組織としての成長を促すための活動ともいえるでしょう。

第4節
産業保健スタッフがリーダーシップを発揮する6つの手順

1. 自分のビジョンを育てる

それでは，産業保健スタッフが「誰でもリーダーシップ」を発揮する手順について考えてみましょう。ここでは，これまでの産業保健活動の実践経験やさまざまなリーダーシップに関する理論などを参考に，私たちのグループで考えている，「誰でもリーダーシップを発揮する6つの手順」を紹介します（図3）。「誰でもリーダーシップを発揮する6つの手順」は，大きく分けると，「ビジョンをつくる」ための3つの手順と，「ビジョンを実現する」ための3つの手順から構成されています。ここでは，これら6つの手順の1つひとつについて解説します。まず，「①自分のビジョンを育てる」からスタートしましょう。

ビジョンとは，長期的に実現したい自分の理想や理念のことです。誰でも，こんな風になればいいなというイメージは持っていることでしょう。しかしビジョンというためには，これをいくらか具体的なものにすることが必要なります。まず，自分の目標を明確にしてみましょう。あなたは自分の組織や専門領域で，何を長期的に実現したいと思っているのでしょうか。

ビジョンは，自分の中で大事にしている価値に基づいて選ぶことがポイントです。ビジョンの実現は数年から何十年もかかることがあります。それくらい長期に持ち続けるビジョンとするためには，自分の一番大事な価値に基づいたものでないともたな

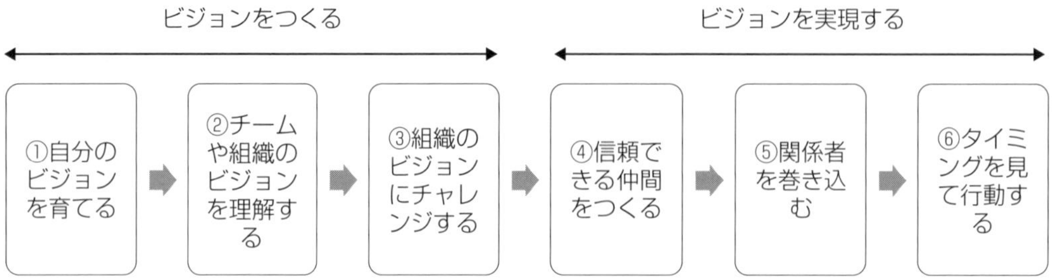

①自分のビジョンを育てる	②チームや組織のビジョンを理解する	③組織のビジョンにチャレンジする	④信頼できる仲間をつくる	⑤関係者を巻き込む	⑥タイミングを見て行動する

図3　「誰でもリーダーシップ」を発揮する6つの手順

いでしょう。人から言われたから選ぶのではなく，自分から選ぶことも大事です。自分から能動的に選んだものでないと，長期にそれを大事にし続けることは難しいのです。

　自分のビジョンにより，恩恵を受ける人，つまり顧客は誰になるのだろうかと考えると，さらにビジョンが明確になってきます。ビジョンが実現したときに，どんな形になっていれば満足できるかを考えることも，ビジョンを具体的にするうえで役に立ちます。

　自分の心のダークサイド，つまりネガティブな理由からビジョンを選ばないことも大事です。自分が不安を持っていることを他人にぶつけたり，人への対抗心で自分の「ビジョン」を偉そうに主張してしまうこともあります。こうしたビジョンは本物ではありません。専門職として，プロフェッショナリズムに基づいて，人と社会にどう貢献できるかという視点から自分のビジョンを考えることが必要です。

　ビジョンは，最初はひとりよがりなものであってもかまいません。しかしビジョンを実現するためには，ビジョンを他人にとっても魅力的な目標になるよう，磨いてゆくことが必要になります。そのためには，自分のビジョンを人に見えるようにすることも大事です。自分のビジョンを人にわかるように伝えることで，人から意見をもらって自分のビジョンをより良いものにすることができます。ビジョンは変わるものであり，自分の中の大切な価値に基づいているなら，変わってもかまわないものです。ビジョンはこうやって成長してゆくものです。

2. チームや組織のビジョンを理解する

　チームや組織は，自分と異なるビジョンを持っていることもあります。自分のビジョンを，組織のビジョンとすりあわせ，チームや組織のビジョンの中で活かせる部分を取り出したり，必要なら修正したりすることが，ビジョンの実現のために重要になります。自分のビジョンをチームや組織に提案し，理解してもらって，チームや組

織のビジョンの一部に位置づけてもらう必要もあります。そのためには，まず組織の
ビジョンを理解する必要があります。また上司や他のメンバーのビジョンを知ること
も必要になります。

　組織や関係者のビジョンがはっきりわからないこともあります。そのような場合に
はたずねたり，調べたりすることもできます。人に聞いて回るということは，決して
人の意見で自分のビジョンを変更するという意味ではなく，自分のビジョンの位置づ
けを明確にし，次の作戦を考えるための情報を収集するために行うことなのです。

3. 組織のビジョンにチャレンジする

　「リーダーシップは，上司や組織の期待に応えることではない。期待の一部にチャ
レンジし，相手の期待を超える方法を見つけ出すことである」と言われます。自分
が，上司や組織の期待の範囲内で活動するあいだは，上司や周囲からうとまれること
もありませんが，組織にとって新しい視点を追加することもありません。もちろん，
そうした産業保健活動も大事ではあります。しかし自分のビジョンに基づいて，上司
や組織の期待の範囲を超えて何かを実現しようとするとき，リーダーシップは真に価
値のあるものになります。たとえば，これまで行われていなかった産業保健活動を提
案する場合を考えてみましょう。この行動は上司や組織の予想を越えたものなので，
批判されたり抵抗を受けたりする可能性もあります。この段階で，それ以上提案を続
けることをやめて，一旦，上司や組織の期待の範囲内に収めることも作戦の1つで
す。しかし，また機会がくれば，自分のビジョンに従って，適切と思う提案を再度行
います。こうした活動を繰り返すことで，上司や組織の理解や受入れの範囲が拡大し
ます。その結果，新しい提案を受け入れる素地が組織にできるかもしれません。そう
すると，自分のビジョンが実現できる可能性が高まります。また同時に，組織も成長
したことになります。自分のビジョンが組織のビジョンとぶつかることを恐れずに
チャレンジし，最終的に自分と組織がともに成長し，その結果ビジョンが実現される
ことは，とても意義のあることです。

4. 信頼できる仲間をつくる

　リーダーシップのもう1つの要素，ビジョンを実現する手順について考えてみま
しょう。人は一人では弱く，一人で強く孤高のビジョンを持ち続けることは困難で
す。また一人でビジョンを考えていると，独善的なものになりがちです。また，ビ
ジョンを実現させる段階でも，いろいろな観点からその方法について仲間と意見交換

表4　ビジョンを実現するための信頼できる仲間の条件

価値の共有	仲間が大事にする価値を尊重し，めざすことを一緒にやっていける関係であること。
認め合う	仲間がやってくれたことを認め，感謝することができる関係であること。
相談	ものごとを決めるときは必ず事前に仲間に相談する関係であること。
発展	今信頼できる仲間だけに閉じこもらず，常に新しい仲間をみつける努力を惜しまないこと。
成長	お互いに成長の機会を提供し，仲間とともに成長することのできる関係であること。

できると助けになります。ビジョンを実現しようとして出会う抵抗や困難に対応してゆくエネルギーを持ち続けるためにも，信頼できる仲間を持つことが重要になります。

　信頼できる仲間の条件として表4のようなものがあげられます。特に仲間とともに成長することのできる関係があることはとても大切な要素です。

5. 関係者を巻き込む

　自分が権限や決定権を持っていない場合には，権限や決定権を持っている人を動かして一緒に解決することがリーダーシップになります。あるいは権限や決定権を持っている人に影響を与える人たちに働きかけて，理解してもらったり，応援してもらったりすることも効果的です。関係者を巻き込むことは，リーダーシップにとって大事な技術です。

　上司や関係者を説得できないので，やりたい産業保健活動を進められないという状況に遭遇した産業保健スタッフは多いことでしょう。上司や関係者を説得できない理由にはさまざまなものがあります。その1つに，自分が提案する活動が，組織の方針に反していたり，組織としての意味がどうなるか不明確で優先事項にあげることができないことがあります。自分の視点からだけでなく，上司や組織にとって自分の提案がどんな意味を持つかをあらかじめ十分に理解したうえで，提案を行ってゆくことが必要です。また，自分の提案に対して抵抗する人は，表だって語られないものの，裏側になんらかの理由を持っている場合もあります。上司や関係者が反対や抵抗する背景にある理由を十分に考察して，そこからまず調整や交渉をすることが必要な場合もあります。

6. タイミングを見て行動する

　　ある時点では，提案は意味のないものとされて，受け入れられないが，別のタイミングでは提案が受け入れられる環境が整うこともあります。こうしたタイミングを見て提案や活動を行ってゆくことも大切です。

　　たとえば，組織が変化して，新しい組織ができたり，新しい役割が与えられたときには，新しい提案が受け入れられやすくなります。自分の提案を，新しい組織の活動に沿って提案することができれば，それを実現できる可能性は一層高まります。法律や制度が変化するときもチャンスがあります。制度が変化したことで，組織のルールを改変したり，それまでの活動を見直す必要が生じると，新しい提案が受け入れられやすくなります。視点や常識が変化するときにもチャンスがあります。新型コロナウイルス感染症流行（コロナ禍）により，職場のメンタルヘルス対策の進め方は影響を受けました。自分が大切と考える対策を，コロナ禍における働き方の支援として提案することで，これまで受け入れられなかった提案が，受け入れられるようになったりすることもあるかもしれません。

　　タイミングはいつ来るかわかりません。タイミングを見計らい，最適な行動を起こすために，情報収集し準備することが重要です。「チャンスは必ず来る」と信じましょう。

　　もちろん，リーダーシップの発揮の仕方は，個人の価値観や性格，置かれた環境，解決を目指す課題によって異なってくると思います。ここで紹介した「誰でもリーダーシップを発揮する６つの手順」は，産業保健スタッフがリーダーシップを発揮するための１つの考え方と捉えていただければと思います。また６つの手順はそのまま直線的に進むものではなく，行きつ戻りつし，ループしたりしながら，ビジョンの実現に向けて進むものだと考えています。それでも産業保健スタッフがリーダーシップを発揮するための道しるべになればと思います。

文献

Alon, I. & Higgins, J. M.(2005). Global leadership success through emotional and cultural intelligences. *Business Horizons*, **48**（6）, 501-512.

Frenk, J., Chen, L., Bhutta, Z. A., Cohen, J., Crisp, N., Evans, T., Fineberg, H., Garcia, P., Ke, Y., Kelley, P., Kistnasamy, B., Meleis, A., Naylor, D., Pablos-Mendez, A., Reddy, S., Scrimshaw, S., Sepulveda, J., Serwadda, D., & Zurayk, H.(2010). Health professionals for a new century: Transforming education to strengthen health systems in an interdependent world. *Lancet*, **376**（9756）, 1923-1958.

グロービス経営大学院　MBA 用語集 https://mba.globis.ac.jp/about_mba/glossary/detail-12045.html）。

Heifetz, R. A., Linsky, M., & Grashow, A.（2009）. *The practice of adaptive leadership: Tools and tactics for changing your organization and the world.* Harvard Business Review Press. 水上雅人（訳）（2017）. 最難関のリーダーシップ——変革をやり遂げる意志とスキル. 英治出版.

堀尾志保・舘野泰一（2020）. これからのリーダーシップ——基本・最新理論から実践事例まで. 日本能率協会マネジメントセンター.

石川　淳（2016）. シェアド・リーダーシップ——チーム全員の影響力が職場を強くする. 中央経済社.

岩崎夏海（2009）. もし高校野球の女子マネージャーがドラッカーの「マネジメント」を読んだら. ダイヤモンド社.

小林由佳・井上彰臣・津野香奈美・櫻谷あすか・大塚泰正・江口　尚・渡辺和広.（2021）. リーダーシップの理論と産業保健専門職のリーダーシップへの応用——文献レビュー. 産業医学レビュー，**33**（3），225-250.

公衆衛生大学院プログラム校連絡会議（2019）. 日本における Master of Public Health（MPH）取得者が持つべき知識とコンピテンシー. http://square.umin.ac.jp/sph/index.html

日本能率協会マネジメントセンター. VUCA 時代に求められるリーダーシップの新たなカタチ. https://www.jmam.co.jp/hrm/training/leadership.html（2021年11月確認）

第2章

産業保健スタッフの強い味方
「誰でもリーダーシップ」を支える6つの要素

本章で得られるもの

- 「誰でもリーダーシップ」を発揮するために必要な要素は、「自己理解」「状況把握」「ビジョン」「心構え」「業務遂行力」「人間関係構築」の6つ。
- リーダーシップは、経験と振り返りによって徐々に高まる。
- リーダーシップ発揮に直接必要となる3要素（自己理解，状況把握，ビジョン）を経験から振り返り，発揮の前提となる土台の3要素（心構え，業務遂行力，人間関係構築）を日頃から高めることによって，より良いリーダーシップを発揮することができる。

第1章では，産業保健スタッフが産業保健活動にあたって「誰でもリーダーシップ」を発揮することが大事になっていることを学びました。本章では，「誰でもリーダーシップ」について，これまでのリーダーシップ理論をもとに解説をしていきます。

　「誰でもリーダーシップ」の重要性や進め方はわかったけれど，今まで聞いてきたリーダーシップの形と少し違う，などと戸惑いを感じる方もいるのではないでしょうか。たとえば，リーダーシップとは，もともとそれが備わっている人がいて，先頭に立って人々をまとめる資質を持つ人が組織を率いるものである，と考える人は多くいます。また，組織のマネジメントをする立場にいない人がリーダーシップを取ることに違和感を覚える人もいると思います。最初に，こうした疑問について，これまでのリーダーシップの研究者の考え方を紹介しながら，回答してゆきます。

　さらに本章では，これまでのリーダーシップ研究に共通して重視されている，リーダーシップを発揮するための基盤となる6つの要素を紹介します。「誰でもリーダーシップ」を発揮するためには，これらの要素が土台として必要になるのです。6つの要素について，あなたの置かれた現状を知るためのチェックリストをつけています（付録1参照）。このチェックリストを参考にして，自分の関心のある要素を重点的に見てもよいでしょう。

　最後に，事例をもとにこれらの6つの要素を高めるための方法を解説します。リーダーシップを発揮する能力は，経験と振り返りによって徐々に高まるものです。あなたがこれから経験するさまざまな場面で，リーダーシップのことを思い出すとき，「誰でもリーダーシップ」の6要素を思い出していただけたらと思います。

第1節
リーダーシップ理論のうそ・ほんと

1. リーダーは生まれながらに決まっている？

　「研究者の数だけリーダーシップの定義が存在する（Bass, 1990）」と指摘されるほど，リーダーシップはとらえ方の難しい，幅広い概念です。リーダーシップを発揮するのは誰なのか，どのような特徴を持った人なのか，といった疑問は，リーダーシップ研究においても長らく大きなテーマでした。かつては，優れたリーダーになる人物には，ある共通した特性（持って生まれたもの）があるものと仮定し，偉人とされる人の特性の分析が盛んに行われました。これは人々の関心を呼び，能力，素養，責任感，参加的態度，地位の5分類など（Stogdill, 1974），当時は非常に注目されました。

しかし，実際に優れたリーダーを分析しても，これらの特性は必ずしも一致するわけではなく，外部環境や置かれた状況によっても異なり，実証的な裏付けは得られませんでした。さまざまな実証を経て，現在は，「リーダー」は生まれながらに特性や資質を持つ特定の人だけがなるものではない，という考え方が主流となっています。それぞれが自己の特徴を理解し，活かすことで，良いリーダーシップを発揮することができるのです。また，効果的なリーダーシップ行動は一つに特定されるものではなく，状況によって異なります。つまり，誰でも，いつでも，リーダーシップは訓練や学習によって獲得できるものなのです。

2. リーダーシップは，組織のリーダーだけが発揮するのがよい？

　リーダーシップは，どのような立場から発揮するのがよいのでしょうか。「組織のマネジメントを行う責任者だけが発揮するのがよい，他の人までがリーダーシップを発揮しようとしたら組織が混乱するのではないか」，という意見もあるでしょう。ここでまず整理したいのは，リーダーシップとは「ビジョンを実現すること」であり，「自己主張して指示を出すことではない」ということです。組織のメンバーがそれぞれ現状を認識して同じ方向を向いており，適切な判断をすることができれば，舵を取る（意見を言ったり提案したりする）人が状況ごとに変わっても混乱しません。むしろ，変化の多い環境では，このような組織の方が難局を乗り切れるでしょう。このように，リーダーシップの影響力が配分されているチーム状態は「シェアドリーダーシップ」と呼ばれています（Carson et al., 2007）。シェアドリーダーシップが高い状態では，リーダーを含むチームメンバーそれぞれが，チームの目標達成に向けて必要なリーダーシップを双方的に発揮します。そして，その効果として，個人レベルでは仕事の満足感や組織へのコミットメント，内発的モチベーションが向上し，組織レベルでは業務遂行力や情報量，チームの効力感が向上することが報告されています（石川，2016）。

　しかし，所属している組織が「シェアドリーダーシップ」の考え方で動いていない場合，この状態を実現するのは簡単ではないかもしれません。多くの組織では，リーダーシップの発揮を期待されるのは組織上の決定権を持つ責任者であり，力強い牽引力やカリスマ性でメンバーを取りまとめ，組織を引っ張っていく姿が想定されています。しかしここで意識したいのは，組織をまとめる管理（マネジメント）とリーダーシップは別物である，ということです（Kotter, 1990）。

　マネジメントの目的と役割は「複雑な状況に対処し秩序と一貫性を保つことによっ

て，組織の成果を最大化すること」です。組織は大きくなるほど関与する人が増え，複雑性を増します。その中で関係者が混乱なく目標に向かうことができるよう管理（マネジメント）することが必要となります。そのため，マネジメントをする際は，翌月や翌年といった短期の目標，計画と予算配分を組むこと，組織編成や指揮命令系統の設定，人員配置と役割付与，権限範囲の設定，計画の進捗確認を行うことなどによって，組織機能をトラブルなく稼働させることが重視されます。

　一方のリーダーシップの目的はビジョンを実現することですので，より長期的な方向性やビジョンを持ち，仲間や利害関係者とも広く関わり，状況をよく把握し，より良い戦略を立てることが重視されます。このように，マネジメントとリーダーシップはまったく別のものであり，必ずしも一人が両方行う必要はありません。マネジメントは組織上の役割として行うものですが，リーダーシップはそれに限られないことを意識しておくことは，大切な観点です。

3. 組織を正しい方向へ導くのがリーダーシップ？

　ここでリーダーシップの影響力の源泉について触れておきたいと思います。リーダーシップがマネジメントと区別されることは前項で述べた通りですが，権限がないとリーダーシップを発揮しにくいと感じる方も多いのではないでしょうか。確かに，組織上の権限のない場合には，リーダーシップの影響力の源泉が限られるため，発揮に工夫が必要なことも事実です。影響力の源泉とは，①賃金や人事評価などの報酬を与える力（報酬勢力），②減給や解雇などの罰を与える力（強制勢力），③命令を出す正当性に基づく力（正当勢力），④人柄や能力について尊敬や信頼を得て，自分もこのような人になりたいと思わせることによる力（準拠勢力），⑤問題を解決できる専門的な知識や技術を持つと認められることによる力（専門勢力）を指します（French & Raven, 1959）。このうち，報酬勢力，強制勢力，正当勢力は組織上の権限に伴いますが，そのような権限のない場合は準拠勢力と専門勢力で人に影響を与える必要があります。

　しかしながら，外部環境が大きく変化している今，準拠勢力と専門勢力に基づくリーダーシップの発揮はますます期待されています。ビジョンの実現に向けて利害関係者や仲間と対話し，ビジョンや方向性を伝え，信じてもらうこと，そして関係者が行動を起こすよう動機づけることをめざす関わり方は，より自発的な行動を促します。

　たとえば，全従業員が元気に就業することを支えたい，という想いがある産業保健スタッフが，コロナ禍の出勤による感染不安を訴える従業員にどう対応するとよいで

しょうか。感染率や感染後の死亡率，感染予防方法を伝え，会社のルールを伝えて出勤させる，といった対応を一方的に行っても，従業員の考えは変わらないかもしれません。従来の「正解」が現在の問題解決につながらないのであれば，ルールで導くのではなく，どのようにすれば相手や関係者が大切にしていることを守りつつ，納得して行動を取れるかを問いかけ，一緒に考えることが必要となるでしょう。正解がなく，既存の知識やノウハウ，枠組みのみでは解決できない「適応的挑戦課題」は，現在の変化の多い環境で数多く存在しています。そして，このような課題に対しては，リーダーの考えで特定の方向に導くのではなく，「正しく問う」ことがリーダーシップに求められるのです（適応型リーダーシップ理論：Heifetz, 1994）。

第2節
「誰でもリーダーシップ」を支える6つの要素

1. リーダーシップの発揮に必要な3要素

　産業保健スタッフがリーダーシップを発揮するための要件は何でしょうか。この問いに答えるため，産業保健の専門職からなる TOMH 研究会では，現在提唱されている主なリーダーシップ理論と実践家へのヒアリングによって共通する要素を抽出しました。それらを定量的に検証した結果，必要となる要素は6つ（自己理解，状況把握，ビジョン，心構え，業務遂行力，人間関係構築）に整理されました（小林ら，2021b；櫻谷ら，投稿準備中）。この6要素は，リーダーシップの発揮に直接影響する3要素（自己理解，状況把握，ビジョン）と，リーダーシップ発揮の前提となる，土台の3要素（心構え，業務遂行力，人間関係構築）に分けられます。

(1) 自己理解
　リーダーシップの発揮に直接影響する3要素のうち一つめは「自己理解」です。自分自身が何を求め，何をどこまですることができ，もしくはできないかを知り，経験から内省を深める姿勢や習慣を持つことは，自ら一歩を踏み出すために必要不可欠なものです。自己理解は完成されることはなく，常に深化が求められるものです。自分の自己理解の程度の俯瞰や，自分の限界を受け入れて自分らしく振る舞う行動的側面も含みます。
　来談者中心療法の始祖であるロジャーズ（Rogers, 1957）は，カウンセラーがクライエントに接する際に必要となる資質の1つとして，自分の理想と現実とが一致して

おり，ありのままの自分らしい純粋な
状態でいることができる「自己一致
（純粋性）」を取り上げています。一般
に，「自己一致（純粋性）」の程度は，
自分自身の理想的な自己の側面を表す
「自己概念」と，現実的な自己の側面
を表す「経験」が重なっている領域の
大きさによって表現されます（図4）。
　「自己概念」と「経験」が一致して
いる状態が「自己一致」であり，この
状態にあることがリーダーシップを発

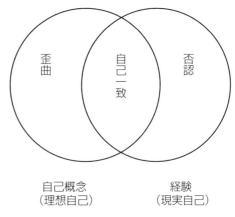

図4　自己概念と経験

揮する前提として重要な要素となります。なお，「自己概念」のうち「経験」がない
部分は過度の理想化など「歪曲」される可能性がある一方で，「経験」したことのう
ち「自己概念」に含まれない部分は，自分の理想とは異なるために「否認」される傾
向にあります。自分がどのような人物か，良い面も悪い面も含めてバランス良く認識
し，自分の理想に合った現実を生きることが他人に影響を与えるリーダーには必要不
可欠な要素であるといえます。
　自己概念を明確にするには，自分史を紐解くことが有益である可能性が指摘されて
います。ジョージら（George et al., 2007）は，オーセンティック・リーダーシップ
（自分らしい真実のリーダーシップ）を発揮するための条件として，自分史を整理し
て，それを単なる傍観者として眺めるのではなく，自己認識を高めるように自分の経
験を省みることが必要であると述べています。自分史とは，単に自分が経験したこと
のエピソードの積み重ねではなく，そのときどきの経験を自分自身で意味づけた物語
です。自分の人生を冷静に振り返ることで，自分が大切にしてきたものや，自分の考
え方の特徴，影響を受けた人物や出来事，自分らしさを発揮できるとき，自分の中に
ある動機などが明らかになり，それらが現在の自分の行動や思考，価値観などにどの
ように影響しているかを知ることができるようになります。
　自分史を振り返るために，たとえば，図5のようなライフラインチャートと呼ばれ
るツールを活用することもできます。ライフラインチャートでは，通常縦軸に満足
度，横軸に時間を置き，人生における満足度の浮き沈みを描きます。浮き沈みのあっ
た箇所にはそのときの具体的なエピソードやそのとき自分が考えたことなどを記入し
ます。自分史を振り返りながらライフラインチャートを作成することで，自分に対す
る内省が深まり，さらに自己概念を明確にすることができるようになります。

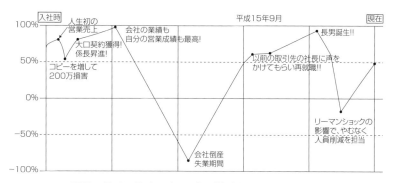

図5　ライフラインチャートの例（厚生労働省，2018）

(2) 状況把握

　3要素の二つめは「状況把握」です。仲間や周囲の関係者がどのような考え方，価値観，利害を有しているか，関連する業界や周辺環境はどのような情勢であり，そこにはどのような力が働いているか，また，過去にはどのような歴史があり，成功事例があるのか。そして，変化を起こすための要所は何か。こうしたことをよく観察し，理解することはとても重要です。いわば状況把握は「文脈の理解」であり，状況把握が的確になされているか否かで行動の影響力は大きく変わります。

　産業保健スタッフがリーダーシップを発揮するためには，変化を起こす仲間や周囲の利害関係者の問題意識の程度を把握すること，その問題意識の前提となる価値観を把握すること，そして日本と世界の関連する施策のトレンドと社会構造を把握しておくこと，つまり「状況把握」が必要不可欠です。それでは，どのように状況把握を進めたらよいのでしょうか。ここでは，主要な研究者のリーダーシップ理論で明らかになっている状況把握の方法を紹介します。

①社長やコンサルタントになったつもりで状況を眺める

　適応型リーダーシップ（Adaptive leadership）を提唱したハイフェッツは，「バルコニーにあがる」という比喩で（人々と同じフロアにいるのではなく，上の階にあがって，バルコニーから状況を見渡すという意味），混沌とした状況から一時的に離れて現実を冷静に見つめることの重要性を説きました（Heifetz, 1994; Heifetz & Laurie, 1997）。うまくリーダーシップを発揮するためには，争いや論争に巻き込まれないように，かつ課題から離れすぎずにいることが大切です。たとえば，会社の社長になったつもりで，あるいは外部コンサルタントになったつもりで眺めるのがよいとされています。たとえば社長ならば，従業員や顧客のことはもちろん，法律，予算，売上，商品開発，上司と部下の関係性等，さまざまなことが相互に関連していること

を思い浮かべながら，課題の全体像を捉えることが必要とされるでしょう。産業保健スタッフにおいても，法律の改定，国からの通達，会社の理念，会社が健康管理にかける予算，従業員満足度，顧客満足度等を見ることで，その産業保健活動が従業員にとって，そして会社にとってどのような意味を持つのか，どのようなインパクトをもたらすのかを客観視することができます。

②企業と従業員が置かれている状況を地図（客観的なデータ）で理解する

マサチューセッツ工科大学（MIT）スローン・スクール・オブ・マネジメントの研究者らは，「完全なリーダー」という神話のプレッシャーによって悪戦苦闘してきたリーダーに関する調査研究を進めるなかで，分散型リーダーシップと呼ばれるモデルにたどり着きました（Ancona et al., 2007）。この分散型リーダーシップの中で，状況把握は「状況認識（センスメーキング）」という言葉で表現されています。状況認識とは，組織行動学者カール・ワイクの造語で，文字どおり，われわれを取り巻く世界の意味を理解することを意味します。

状況認識のプロセスは，「地図づくり」にたとえられます。何に注目するか，何を重視するか，そしてどのような状況かにより盛り込むべき情報は異なりますが，客観的なデータが必要不可欠です。と言うのも，たとえば個人的な問題意識をもとに○○に関して対策を実施したいと思ったとしても，多くの場合それが「個人の見解」の域を出ないため，他者を説得するには弱い材料となってしまいます。リーダーシップを発揮するためには，その問題意識を個人の感覚ではなく，客観視できるデータによって示すことが有効です。たとえば，下記のような状況認識のプロセスを辿るとよいでしょう。

状況認識のプロセス
　（1）問題があると思われる部署の従業員，他部門の従業員，顧客，取引先，競合他社の産業保健スタッフなど，複数の情報源からデータを集める。
　（2）状況認識の作業に，他者の参加を仰ぐ。自分の現状認識を伝え，異なる見解の持ち主と一緒に検証する。
　（3）得られた仮説を検証するため，簡単なテストや調査を実施する。
　（4）既存の枠組みを単純に当てはめることは避け，新たな可能性を受け入れる。善と悪，加害者と被害者といった紋切り型で片付けないようにする。

③問題ではなくチャンスに焦点を当てる

ピーター・F・ドラッカーは，リーダーの価値や性格，長所・短所は千差万別で

あっても，習慣は共通するものだったと述べています（Drucker, 2004）。この習慣の中に「問題ではなくチャンスに焦点を当てていた」という項目があり，これが状況把握に該当する部分です。良いリーダーシップを発揮するためには，変化を体系的に観察し，「どうすればこの変化をチャンスとして利用できるか」と問うことが必要です。産業保健業界でも，日々さまざまな変化があります。最近の大きな変化としては，2015年のストレスチェック義務化，2020年の大企業に対するパワーハラスメント防止措置義務化（中小企業では2022年から），2020年の新型コロナウイルス感染症への対応及び職域ワクチン接種，等があげられます。また，国際的にも，たとえば2016年に発効した国連の持続可能な開発目標（Sustainable Development Goals：SDGs）は，企業活動に大きな影響を与えるものとなりました。

　こういった変化や問題を「脅威」であると捉えるのではなく，「チャンス」であると捉えることで，より一層リーダーシップを発揮できる可能性があります。特に国際・国内情勢に変化が起こったとき，法律によって何かが義務化されたときは，チャンスだととらえることができます。なぜなら，それまでメンタルヘルス対策やパワーハラスメント対策に及び腰だった企業でも，法令遵守のために，義務化された内容を実行せざるを得なくなるため，その機会を利用して経営層に意識づけを行ったり，より良い対策を提案したりするチャンスになるからです。

(3) ビジョン

　リーダーシップの発揮に直接影響する 3 要素の三つめは「ビジョン」です。そもそも何をしたいのか，未来をどのように形づくりたいのか，その姿が見えなければ，自分はともかく周囲を巻き込むことはできません。自分自身がその姿をより明確にしていく努力はもちろん，そのビジョンを周囲にわかりやすく，そして周囲にとっても魅力的に映るよう，同じ方向を見て前進できるよう，ときには対話を重ねてビジョンを磨く必要があります。本書ではビジョンを「自分たち（個人として，チームとして，組織・会社として）がこうなりたい，こうありたいと，目指す理想像」と定義し，特に「長期的に実現したい自分の理想や理念のこと」として個人のビジョンにフォーカスします。このようにビジョンは「向かうべき方向性の理解」ともいえます。この要素を身につけるのは難しく感じるかもしれませんが，意識し経験を重ねることで，少しずつ形作ることができます。

　近年，健康経営の関心の高まりもあり，産業保健活動について社内外のステークホルダーへの説明責任が問われるようになってきています。そのためには産業保健チームのビジョンが不可欠です。

　コッターは，「マネジメントの仕事は，計画と予算を策定し，階層を活用して職務

遂行に必要な人脈を構築し，コントロールによって任務を全うすることである。また，リーダーとしての仕事は，ビジョンと戦略をつくり上げ，複雑ではあるが同じベクトルを持つ人脈を背景に実行力を築き，社員のやる気を引き起こすことでビジョンと戦略を遂行することである」（Kotter, 1990）と言っており，「ビジョン（アジェンダ）づくり」と「ネットワークづくり」というリーダーシップ行動の二つの軸を強調しています。ビジョンの生命線はオリジナリティではなく，ひとを巻き込み鼓舞できるビジョンが良い組織のビジョンです。そのような良い組織のビジョンは，組織のメンバーがビジョンについて自分事として考えることにより，ビジョンが磨かれ，良い組織のビジョンとなっていくのです。また，リーダーシップを発揮するうえでビジョンの重要性を理解しているリーダーは，有言実行を旨とし，ビジョンの価値観やコンセプトを自ら体現しようとします。

　ビジョンを考えるときに，個人のビジョンと組織のビジョンに分けて考える必要があります。リーダーは組織のビジョンを考える前に，まず自分のビジョンを明確にして育てる必要があります。デボラ・アンコーナらは，個人のビジョンを描くためのポイントを5つ挙げています。

（1）仕事，家庭，コミュニティでの生活など，いろいろな場面でビジョンを考えてみる。「何を生み出したいのか」と自問自答してみる。

（2）自分の大切なものについてビジョンを考えてみる。自分の情熱が，自分だけでなくほかの人にも刺激となるだろうか。ほかの人がわくわくすること，大切に考えていることは何かについて話を聞く。

（3）他人が自分と同じ情熱を抱くことを期待したりしない。そのビジョンがなぜ大切なのか，それによって何が達成できるかについて，いつでも説明できるようにしておく。理解が得られない場合，声を張り上げたりはせず，共通のビジョンをつくり上げることに努める。

（4）ビジョンを実現する方法がわからなくてもかまわない。ビジョンが具体的で魅力的なものならば，実現する方法はほかの人が考えてくれるだろう。自分ではとても思いつかないような方法だってあるかもしれない。

（5）複雑な状況をうまく伝えるには，具体的な行動につながるようなイメージ，比喩，物語を用いる。　　　　　　　　　　　　　　　　（Ancona et al., 2007）

　ブランチャードとストーナー（2020）は，明確な組織のビジョンを持つためには，まず，自分自身を知り，何を基準にして，どの方向に進めばいいか，つまり有意義な目的，明確な価値観，未来のイメージが必要と言っています。

有意義な目的とは

（1）目的とは，組織の存在意義のことである。

（2）目的とは，単に事業の内容を述べるものではなく，「なぜ」その事業を行っているかという問いに答えるものである。

（3）目的とは，顧客の視点から見た，組織の"真の"使命を明らかにするものである。

（4）偉大な組織は，奥の深い，崇高な「目的」を持っている。つまり，"有意義な"目的だからこそ，メンバーの熱意をかきたて，やる気を起こさせるのだ。

（5）表面的な言葉づかいより，メンバーに伝わる「意味」の方が重要である。

明確な価値観とは

（1）「価値観」とは，「目的」や「未来のイメージ」を追求する過程で，どう行動すればよいかを示す包括的な基準である。

（2）「価値観」とは，「自分は何を基準に生きるのか」という問いに答えるものである。

（3）「価値観」の数を少なめにし，重要度にしたがって優先順位をつけること。

（4）「価値観」の内容を明確にし，どんな行動をとればその価値観を実践できるかを示すこと。

（5）一貫性をもって実践されなければ，「価値観」は単なる「善意」で終わってしまう。

（6）メンバーひとりひとりの価値観と，組織の価値観を調和させなければならない。

未来のイメージとは

（1）未来のイメージとは，最終結果のイメージであり，あいまいではなく，まざまざと目に浮かべられるイメージである。

（2）なくしたいものではなく，つくりだしたいものに焦点を置く。

（3）最終結果に到達するまでのプロセスではなく，最終結果そのものに焦点を置く。　　　　　　　　　　　（Blanchard & Stoner, 2011／邦訳，p.52, p.75, p.89）

　このようにリーダーには，個人のビジョンをもとに組織のビジョンを示すことが求められる場合もありますが，既存の組織のビジョンの実現のために，自分のビジョンをすり合わせたり，場合によっては，自分のビジョンに基づいて，組織のビジョンに異を唱えたりすることが必要となる場合もあります。

2. 発揮するために必要な土台の3要素

　産業保健スタッフがリーダーシップを発揮するために必要な土台として，「心構え」「業務遂行力」「人間関係構築」の3つが挙げられます。これらは，前述の「自己理解」「状況把握」「ビジョン」といったリーダーシップの発揮に必要な3要素の根底にある，共通して求められる資質となるものです。一つめの「心構え」とは，「リーダーシップを発揮するために，必要になる行動や考え方，姿勢などを理解していること」を指します。産業保健スタッフがリーダーシップを発揮するために，どのような行動や考え方，姿勢が求められるのかについて理解していることが，リーダーシップ発揮の準備段階において重要な要素になります。二つめの「業務遂行力」は，産業保健スタッフが「専門スキルを磨き，それを業務の遂行に上手く活用していくこと」です。これは，産業保健スタッフが日常業務の中でも実施していることですが，リーダーシップを発揮するためには，日々の研鑽を通じて，このような基本的な業務遂行力を備えていることが前提になると考えられます。三つめの「人間関係構築」は，「周囲にいる仲間を見つけ，仲間との信頼関係を大切にすること」です。これも，産業保健スタッフがリーダーシップを発揮する際に，関係者を巻き込み，ビジョンを実現させるために必要な要素となります。以下では，3つのそれぞれの土台に含まれる具体的な要素について説明します。

(1) 心構え

　産業保健スタッフがリーダーシップを発揮するための一つめの土台として「心構え」があげられます。前述のとおり「心構え」とは，「リーダーシップを発揮するために，必要になる行動や考え方，姿勢などを理解していること」を指します。具体的には，「リーダーシップを発揮するためには，他人との違いを恐れずに自分の想いを表現することが大切である」と認識していることや，「リーダーシップとマネジメントは異なるものである」と理解していること等が求められます。

　たとえば，ゴーフィーとジョーンズは，部下をやる気にさせるリーダーの素質として，他人との違いを隠さずに，自分の長所として活かす技量が重要であると説明しています（Goffee & Jones, 2000）。また，長年リーダーシップの研究に携わった，ベニスとトーマスは，偉大なリーダーに共通するスキルの1つとして，自分が見出した意味を他の人々に伝える能力を掲げています（Bennis & Thomas, 2002）。

　続いて，コッターは，リーダーシップとマネジメントは別物であり，両者は補完関係にあることを主張しています（Kotter, 1990）。コッターによると，マネジメントは，問題解決によって計画の達成を確実にするのに対し，リーダーシップは，ビジョ

ンを達成するために，動機付け，鼓舞する人間の欲求や価値観，感性などに訴えかけることで，変革を阻む大きな障害があろうと，人々を正しい方向へ導き続けることだと説明しています。したがって，リーダーシップを発揮するためには，人々を無理やり正しい方向に向かわせるのではなく，人々を動機付け，触発し，エネルギーをもたらすことで，壮大なビジョンを実現することが重要だと理解することが必要です（Kotter, 1990）。

　また，前述した，適応型リーダーシップ（Adaptive leadership）を提唱したハイフェッツは，リーダーシップを発揮するためには，注意力を鍛え続け，厳しい課題に挑戦し続ける必要があることや，ビジョンを掲げるだけでなく，関係者が状況にどのように適応していくかまで考える必要性を説いています（Heifetz & Laurie, 1997）。

　前述した，ベニスとトーマスは，真のリーダーシップを備えているかどうかは，逆境に意味を見出せるかどうか，途方もない試練に直面した際に，そこから何かを学び取れるかどうかといった点から判断できる，と述べています。また，彼らは，異文化に身を置くことで自らを内省することが，リーダーシップを身に付けるために必要であること説明しています。

　以上のように，これまでのリーダーシップに関する研究から，リーダーシップを発揮する際に必要な行動，考え方，姿勢などがあげられています。これらは，産業保健スタッフがリーダーシップを発揮するためにも重要な要素であり，リーダーシップを発揮する準備段階から心構えとして認識していることが大切になります。

(2) 業務遂行力

　産業保健スタッフがリーダーシップを発揮するための二つめの土台として「業務遂行力」が挙げられます。これは，簡単に言うと「専門スキルを磨き，そのスキルを業務遂行のために上手く活用していくこと」です。主要な研究者のリーダーシップ理論においても，専門スキルを磨き，活用することの重要性が指摘されています。

　たとえば，米国コロラド州で経営研究所を主宰しているコリンズ（Collins, 2001）は，「謙虚さ」と「プロフェッショナルとしての強い意志」という，逆説的な組み合わせにより，偉大な業績を継続・維持させるリーダーシップを「レベル5リーダーシップ」と呼び，このようなリーダーシップをとるためには，その土台となるレベル1～4の4つの特性を兼ね備えておくことが必要であると述べています。この4つの特性のうち，最も基礎となるレベル1の特性として「才能や知識，スキル，優れた業務習慣を通じて生産的な貢献を果たす」ことを挙げています。レベル5リーダーシップは経営者に求められるものであり，必ずしも産業保健スタッフに求められるものではありませんが，レベル1の特性は産業保健スタッフがリーダーシップを発揮するう

えでも不可欠なものであり，「業務遂行力」の内容に合致するものと考えられます。

　同様に，ルークとトーバート（Rooke & Torbert, 2005）は，約8万人のリーダーを対象に，その行動理論（どのように周囲の状況を認識するか，自分の権力や安全が脅かされたとき，どのように反応するか，などのパターン）を分析し，7種の行動理論に分類しています。このうち，リーダーの中で最大多数を占めていたのが「専門家型」で，「論理性と専門知識を第一義に置き，理性的に効率を求める」といった特性を持っています。自分の理論性や専門知識をより高めたり，業務効率を高めたりするための努力を惜しまないのが大きな特徴です。この調査は，必ずしも専門職を対象としたものではありませんが，リーダーの多くが「専門家型」の特性を持っていたことや，産業保健スタッフは医学，看護学，心理学等をバックグラウンドに持つ専門職であることを考慮すると，この「専門家型」の特性は産業保健スタッフがリーダーシップを発揮するうえで不可欠であり，「業務遂行力」が土台の1つになることを支持するものと考えられます。

(3) 人間関係構築

　産業保健スタッフがリーダーシップを発揮するための三つめの土台として「人間関係構築」が挙げられます。これは，簡単に言うと「自分の周囲にいる仲間を見つけ，周囲との信頼関係を大切にすること」です。その中には，相手の見解を理解し，しっかりと耳を傾ける傾聴の態度や，ステークホルダー（利害関係者）との合意点を見出し，調和を築くソーシャルスキルの能力なども含まれています。「人間関係構築」の重要性は，主要な研究者のリーダーシップ理論からも窺い知ることができます。

　たとえば，ハーバード・ビジネス・スクールのジョージら（George et al., 2007）は，リーダーとして成功する共通の条件は存在せず，自分らしいリーダーシップを確立することの重要性を指摘していますが，どのようなリーダーであれ，自分1人の力だけでは成功することはできず，不安なときにはアドバイスを，苦しいときには支持を，成功したときには祝福を与えてくれるような仲間を集め，彼らとの互恵関係の発展に努める必要があること，そのためには，自分の周囲にいる仲間が現時点でどのくらいいるかを把握する必要があることを指摘しています。

　また，前述したコリンズ（Collins, 2001）は，「レベル5リーダーシップ」の土台となる4つの特性のうち，レベル1の次に基礎となるレベル2の特性として「組織の目標達成に貢献し，そこに課された条件のなかで，他の人と上手く協力する」ことを挙げています。このようなジョージらやコリンズの主張は，「人間関係構築」がリーダーシップを発揮するうえでの土台の1つであることを支持するものと考えられます。

マサチューセッツ工科大学のアンコーナらは，リーダーシップの機能を特定の個人に帰属せず，複数のリーダーを許容する「分散型リーダーシップ」を提唱していますが，リーダーとして成功する基礎となる能力の1つとして「人間関係の構築」を挙げています。とくに「問いかける」「主張する」「人脈をつくる」の3つのバランスを図ることが重要であると述べ，その具体的な行動を以下の5つにまとめています。

　（1）時間をかけて相手の見解を理解することに努める。オープンな姿勢で，自分の判断を交えることなく相手の言葉に耳を傾ける。

　（2）相手に発言を促し，何を重要視しているのか，今起こっていることをどのように見ているか，それはなぜかについて尋ねる。

　（3）自分の見解を述べる前に，相手がどのように反応するのか，どのように説明するのが一番望ましいかについて考えてみる。

　（4）自分の見解を述べるときは，結論だけでなく，そのように考えるに至った過程について説明する。

　（5）自分の人脈について評価する。アドバイスを仰ぐときや提示するとき，難しい問題について深く考えるとき，助けを求めるときなどに，自分は他の人とどのように関わっているか，自問自答する。　　　　　　　（Ancona et al., 2007）

　また，人間関係力が弱いことを示す状況（逆に言うと，見直すことでリーダーシップ能力を向上させるチャンスになる状況）として，以下の4つを挙げています。

　（1）プロジェクトが失敗すると他人を非難する。

　（2）周囲の人たちはいつも自分をがっかりさせたり，期待を裏切ったりすると感じる。

　（3）仕事で人と話すとき，不快感を催したりイライラしたり，論争になったりする。

　（4）一緒に働く仲間に信頼できない人が多いと感じる。

　さらに，米国の心理学者ゴールマン（Goleman, 1998）は，優れたマネジャーたちの共通項として「心の知能指数（emotional intelligence：EQ）が高い」ことを見出し，EQの因子のうち，人間関係を管理する能力として「共感」と「ソーシャルスキル」を挙げています。ここでの「共感」は「他者の感情の構造を理解し，他者の感情的な反応を受けて対処する技能」と定義され，「ソーシャルスキル」は「人間関係のネットワークを構築し，合意点を見出し，調和を築く能力」と定義されています。こ

のように，アンコーナらやゴールマンの主張からも「人間関係構築」がリーダーシップを発揮する上で不可欠な土台であることを窺い知ることができます。

■3. 準備状態の測定（TOMH リーダーシップチェックリスト）

「権限によらないリーダーシップの発揮に必要な要素」を科学的に測定し，その関連要因の調査や，リーダーシップ向上研修の効果検証をするための試みが進められています。本項では調査票としての妥当性と信頼性の検証を経て開発された「TOMH リーダーシップチェックリスト（TLC）短縮版」を紹介します（付録 1 参照）。

TLC ではリーダーシップ発揮に必要な 6 要素（自己理解，状況把握，ビジョン，心構え，業務遂行力，人間関係構築）をそれぞれ測定します。リーダーシップを発揮したい場面が既にある方はステップ 1 から，6 要素の現状の把握だけをしたい方はステップ 2 から実施してください。

リーダーシップは，経験と学習によって徐々に身につくものであることを本章の冒頭で触れました。TLC の予備調査においても，これまでのリーダーシップの発揮経験がある人のほうが得点の高いことが示されており（小林ら，2021b），TLC 得点は経験と振り返り，周囲からのフィードバックを通した学習によって高くなっていくと考えられます。TLC で現在地を確認し，強化したい要素が明らかになったら，本章の解説を日々の行動に活かし，スキルアップに役立てていただきたいと思います。

第 3 節
リーダーシップをパワーアップさせる

■1. 事例でわかる，パワーアップの方法（発揮の 3 要素）

次に，これらの要素への理解を深めるために事例を通して解説していきます。加えて，各要素を高めるための方法もお示しします。

(1) 事例：自己理解

事例の概要

- 事業所…………株式会社加楼舎。事業所の従業員数300名。
- 産業保健体制…嘱託産業医１名，非常勤保健師１名，衛生管理者１名
- 主な登場人物…上野さん（産業医，普段は総合病院の循環器科に勤務，
　　　　　　　　今月から加楼舎に月２回非常勤・産業医として勤務）

　上野さんは従業員数約300名の中堅広告代理店，株式会社加楼舎に新たに産業医として着任しました。普段は総合病院の循環器科に勤務していますが，今月から加楼舎に月２回非常勤産業医として勤務しています。加楼舎は業績は好調ですが，長時間労働が常態化しており，労働基準監督署からいつも目をつけられています。前任の産業医は医局の先輩でしたが，引き継ぎの際に，「加楼舎はどんなに言っても長時間労働やめてくれないからね……」と漏らしていました。過労死と思われる事例を病院で多数診てきた上野さんは，「自分が加楼舎を変えてみせる！」と，意気揚々と加楼舎に乗り込んでいきました。

　加楼舎の産業保健スタッフは，上野さんのほかに，保健師の品川さんと衛生管理者のみでした。品川さんは30年以上加楼舎に勤務しており，社内の人たちからも大きな信頼を得ていました。

　上野さんは，着任初日の人事とのミーティングで，人事労務担当者渋谷さんに，「長時間労働は撲滅すべし！」という趣旨の発言をややきつい口調で行いました。しかし渋谷さんは，「先生のおっしゃることはよくわかりますが，仕事が仕事なので……」と，長時間労働の改善には及び腰です。上野さんは少しむしゃくしゃした気持ちで健康管理室に戻り，品川さんと今後の産業保健活動についてのミーティングを行いました。上野さんは，先ほどあった渋谷さんとの会話の内容を品川さんに話し，「長時間労働をなくすことが私たちの責任だ！」と熱を込めて話しました。しかし，品川さんも「この会社を変えるのはなかなか難しいですよ」と変革には後ろ向きです。その発言に対して上野さんは激昂し，「産業保健スタッフの役割をわかっているのか！」と，やや恫喝的な発言をしてしまいました。品川さんも負けずに「私はこの会社に30年も勤めています！　あなたよりも，この会社のことはよくわかっています！」と，反論します。その日は喧嘩別れに終わってしまい，その後品川さんとの関係はぎくしゃくしてしまいました。

　勤務開始から半年ほどが経ちました。長時間労働の改善はまったく進んでいませ

ん。上野さんは，長時間労働を改善したいという気持ちを今でも強く持っています。上野さんは，長時間労働の改善に向けて，何が必要かをあらためて考え直してみました。

　まず，上野さんは自分自身のことを振り返ってみました。上野さんが長時間労働の改善にこだわるのは，病院でたくさんの過労と思われる事例を診察してきたことと関係していました。その中には，残念ながら助けられなかった命もあります。このような経験から，過労死の原因となる長時間労働は何としてもやめさせなければいけないという使命感をとても強く持っていました。また，上野さんは，気持ちが高まるとやや高圧的な態度をとってしまう傾向があること，特に，自分の意見と異なる意見を持つ人に対してはこのような態度をとりがちであることも認識しました。

　また，思い返してみると，品川さんや渋谷さんは長時間労働を積極的に肯定しているわけではなく，あきらめているような印象でした。「もしかしたら品川さんや渋谷さんも私と同じように長時間労働をなくしたいと本心では思っているのかもしれない」と思い直し，次回の出勤時にひとまず品川さんに話を聞いてみようと考えました。その際，上野さんは自分の感情をコントロールし，自分の意見を話す前に，品川さんの考えや気持ちを傾聴することを心がけました。

　「過去にはきつい言葉をかけてしまって申し訳ありませんでした。この会社の長時間労働体質をどうにかしたいという気持ちが強すぎて，ついきつい言葉になってしまいました。品川さんには不快な思いをさせてしまって，本当に申し訳なく思っています。私は長年循環器で働いていて，過労の事例もたくさん診てきました。その中には残念ながら助けられなかった人もいます。そういった人を一人でも少なくしたいという思いを私はずっと持っています。今回，こちらの会社の産業医をさせていただく話をいただいたときに，前任の先生からこの会社は長時間労働体質であることを伺っていて，これは何とかしなければならない，とやや意気込んでこちらに来ました。私としては，私の在任中に，何とか少しでもこの会社の長時間労働体質を改善したいと思っています。品川さんは長年この会社にお勤めで，いろいろなことをご存知だと思います。どうしたら長時間労働を改善させることができるか，これから一緒に考えていただけないでしょうか。まずは，この会社の長時間労働に対する品川さんの考えを聞かせていただけないでしょうか」と，上野さんは切り出しました。品川さんは，「私もこの会社に30年勤めてきて，長時間労働で体調を崩したり，辞めていったりした人を何人も見てきました。過去には，このままではいけない，と思い，人事や，ときには直接役員にかけあったこともあります。しかし，いままでみんなそうやって働いてきましたので，なかなか長時間労働をなくそうという気持ちになってくれません」と話しました。

上野さんは，品川さんが自分と同じ思いを持っていることを確認できて，とてもうれしく思いました。一方で，長年この会社に勤めている品川さんでも長時間労働の改善は困難であり，品川さん自身やや無力感を感じている印象も受けました。上野さんは，「品川さんと同じ思いを持っていることがわかってうれしく思います。これから私たちにどんなことができるか，一緒に考えていきましょう」と話し，長時間労働を改善させるための作戦を品川さんと話し合いました。品川さんから，「役員の大崎さんは結構話をよく聞いてくれた」「最近，部下が体調不良で会社を辞めることになってしまったY部署の管理職の人たちなら，問題意識を共有してくれるかもしれない」など，いくつかのアイディアが挙げられました。

　ちょうど今年度のストレスチェックの実施時期で，集団分析の結果をY部署にフィードバックする機会があったため，上野さんは品川さんとともにY部署を訪れ，管理職たちに対して長時間労働の改善を図ることができないかを相談しました。Y部署の管理職たちも，最近優秀な部下が体調不良で退職してしまったことをとても悔やんでいました。上野さんは，長時間労働と過労死の関係について管理職たちに解説しました。Y部署の管理職たちは，「長時間労働が体調を崩す原因になることは何となく理解していましたが，まさかこんなに関係があるとは知りませんでした」との反応でした。業務量が多く，時間外労働を完全になくすのは難しいようでしたが，それでも部署独自のノー残業デーを週1日は必ず取り入れることを決定しました。Y部署の超過勤務時間は目に見えて少なくなっていき，健康上の問題を訴える従業員も減ってきました。この取り組みを上野さんは衛生委員会や役員会などで報告し，その後全社的な労働時間削減プロジェクトが立ち上がることになりました。

①解説

　自己理解を深めるうえで，おそらくどのリーダーにとっても困難であることは，自らの弱みや認めたくないことを直視し，それを受け容れることでしょう。誰でも人に言えないような経験や，良くない考えなどは少なからず持っているものです。ゴーフィーとジョーンズ（Goffee & Jones, 2000）は，部下をやる気にさせるリーダーには4つの資質があるとし，その一つに自らの弱点を認めることを挙げています。さらにゴーフィーとジョーンズ（Goffee & Jones, 2000）によれば，リーダーはフォロワーに何らかの弱点を見せることで，近づきやすい人間的な印象を与えることができると述べています。リーダーはフォロワーの見本にならないといけないなど，完璧主義的な考え方を持ってしまう方がいるかもしれません。しかし，そもそも完璧な人間などこの世に存在するはずはないのです。自分で自分の弱みを認識せず，あるいは認識していたとしてもそれを他人に見せずにいることは，「自己概念」と「経験」の不

表5　自分らしさを貫くリーダーへの成長ステップ（George et al., 2007）

STEP 1	これまでの人生を振り返って，自分が最も影響を受けたのは，どのような人物，あるいはどのような経験か。
STEP 2	自己認識力を高めるために，どのようなことを心がけているか。本当の自分はどのような人間か。本当の自分だと思えるのはどのような瞬間か。
STEP 3	自分の奥底にある価値観はいかなるものか。それは何に起因するのか。子どもの頃に比べて価値観は大きく変わっているか。その価値観がどのような行動に結び付いているか。
STEP 4	自分を動かす外発的な動機は何か，あるいは内発的な動機は何か。人生において，外発的な動機と内発的な動機をどのようにバランスさせているか。
STEP 5	周囲にどのような応援団がいるか。自分らしさを貫くリーダーシップを実現するために，応援団はどのように役に立っているか。視野を広げるためにチームの多様性を高めるにはどうすればよいか。
STEP 6	自分の生活態度は一貫しているか。生活のあらゆる場面，たとえば職場，職場以外，家族の前，コミュニティの中で，いつも同じ人間でいられるか。そうでないとすれば，何が障害となっているのか。
STEP 7	自分らしくあることは，人生においてどういう意味があるか。自分自身であることでリーダーとしての能力が高まっているか。自分らしさを貫くリーダーであることで，何かを犠牲にしたことはあるか。その価値はあったか。
STEP 8	自分らしさを大切にしたリーダーとして成長していくために，今日，明日，そして今後1年のあいだに何ができるか。

一致を増大させ，リーダーとしての機能を十分果たすことができずに，結局チームのパフォーマンスを低下させることにもつながる可能性があります。自らの弱点を認めるためには，思い出したくないことや忘れていたことを思い出す作業も必要であり，大きな苦痛を伴うこともあるでしょう。そのようなときは，一人で自分史を振り返る作業を行うのではなく，一時カウンセラーなど専門家の力を借りることも考慮できればと思います。カウンセラーなどの専門家でなくても，安心できる人や場所を用意することができれば，そのなかで自分史を振り返り，内省を深めていくことができると思います。

②高めるための方法

　ジョージら（George et al., 2007）は，自分らしさを貫くリーダーになるための8つのステップを提唱しています。表5を参照しながら，自分のことを振り返ってみましょう。また，図5でご紹介したライフラインチャートを描いてみてもよいかと思います。これらを参考に，自分史を冷静に振り返り，過去の経験や意味づけなどが現在の自分の行動や価値観などにどのような影響を与えているのかについて考えてみましょう。

(2) 事例：状況把握

- 事業所………（株）西北メディカル。医療機器メーカー。事業所の従業員数500名。
- 産業保健体制…嘱託産業医1名，常勤看護職2名，嘱託心理職1名（週に1回）
- 主な登場人物…土井さん（常勤看護職），江口さん（常勤看護職），木下さん（営業部長）

　西北メディカルの営業部門では，最近メンタルヘルス不調を訴える従業員が増えています。「現場で何かが起きている」と感じた保健師の土井さんは，もう一人の保健師である江口さんに声をかけて，現在の状況を詳しく調べることにしました。

　まず行なったのは，従業員への聞き取りです。西北メディカルの営業部門には，現在25名の従業員が所属しています。全員と面談したところ，既に健康管理部門に相談に来ていた従業員以外にも，複数の従業員が夜眠れない，会社に行こうとすると腹痛がするなどの体調不良を抱えながら仕事をしていることがわかりました。また，新型コロナウイルスへの感染予防の観点から，顧客から受け入れを断られるなどして営業の外回りが思うようにできないなか，売上目標だけは例年以上に設定され，感染対策と営業目標との板挟みにあっていることがわかりました。特に昨年4月に着任した営業部長の木下さんはトップの営業成績を達成してきた人であるため，「どんな状況でも何とか道を見つけるのが会社員の仕事だ！　給料貰ってるんだから，そのくらい努力しろ！」「客に断られてからが営業だろう！」「こんなに契約取れないなら，この部門にこんな人数いらないなあ！」等と，部下にかなりプレッシャーをかけているようです。土井さんは，これはパワーハラスメント（パワハラ）なのではないかと感じました。

　ただ，体調不良を抱えている営業部門の従業員は皆口を揃えて，「今日話したことは部長には言わないでほしい」と訴えます。「弱いやつだと思われたくない」「仕事ができないお前のせいだ，努力が足りないからだと言われる」「実際，このコロナ禍で契約を取れている従業員もいて，その人達は部長から褒められている」からだと言います。次の日，たまたま健康管理室に血圧を測りに来た営業部門の隣の部署の従業員に「隣の部署の木下部長って普段どんな感じか知っていますか？」と聞いてみると，「あ〜，木下部長ね。仕事はできるんですけどね……その分周りにも求めるレベルが

高いみたいで，結構みんな苦労していますよね。でも木下部長と馬が合う人もいて，期待に応えようと努力した人は必ず成果を出していますし出世もしているので，一概に悪いとも言えない気がするんですよね。相性かなあと思います」とのことでした。確かに，木下部長の言動は少し乱暴ではありますが指導の範囲内であるようにも見えるので，パワハラに該当するのかどうかは，産業保健スタッフである土井さんとしては判断ができません。

　そこで次に，社内ハラスメント相談窓口を担当している人事総務部門に，話を聞きにいくことにしました。営業部門の複数人がメンタルヘルス不調になっており，部長の言動がその原因になっているかもしれないことを話すと，「確かに，あの所長は部下に厳しいと聞いたことがあります」という回答が返ってきました。ただ，木下部長は実績があるため経営層からの信頼が厚く，従業員からも直接ハラスメントであるという訴えは寄せられていないため，人事総務部門としては被害を受けた本人が訴えたうえで事実確認を希望しなければ，特にアクションは取れないということです。「本人から訴えがあると，こちらも動けるんですが」ということでした。ただ，ヒアリングした限りでは，ハラスメント相談窓口に訴えることを希望する従業員はいませんでした。この状態では，何も状況は変わらなそうです。

　このまま何もせずに放置しておくと，営業部門からはさらなるメンタルヘルス不調者が発生しそうです。土井さんとしては，これまでの従業員からのヒアリングから，「木下部長の言動によって追い詰められ，部下がメンタルヘルス不調になっている」ことを確信しています。もちろん，木下部長の言動に耐えられる従業員もいるようですが，だからといって，不調になる人を放置してよいとは思えません。この認識を人事労務の担当者に話すと，「それは本当に木下部長が原因なんでしょうか？　コロナ禍で営業の外回りができないことへのストレスなどもあるんじゃないでしょうか？」という反応でした。

　土井さんは「メンタルヘルス不調の原因は木下部長」と考えており，人事労務担当者は「メンタルヘルス不調の原因は仕事のやり方に制限があるから」だと考えています。土井さんは，この両方の仮説を検証するため，簡単な調査を実施できないかと人事労務担当者に提案しました。人事総務部門も，調査をすることは問題ないとのことです。ちょうど2020年6月から企業にパワハラ防止措置が義務付けられたため，ハラスメントの実態調査は一度したかったとのことでした。そこで，次のストレスチェックの機会に合わせて，人事労務担当者が作成したハラスメントや厳しい指導に関する質問も入れた調査を実施することになりました。土井さんのほうでは，営業部門からのヒアリングで寄せられた仕事の仕方の変化に関する質問を提案しました。

　調査の結果，営業部門で厳しい指導やハラスメント行為を受けたと回答した人数の

割合は60％であったこと，行為者として多く声があがったのは木下部長であったこと，そしてストレスチェックの集団分析結果でも，営業部門において高ストレス者が他の部門より多かったこと，仕事の要求度が高かったこと，上司のサポートが低かったことがわかりました。また，80％以上の営業部門従業員が「コロナ禍で外回りができなくなった」と回答しました。さらに，厳しい指導やハラスメントと，外回りができなくなったことのどちらがより高ストレス度に影響しているか分析したところ，より強い影響を与えていたのは，上司の厳しい指導やハラスメントのほうでした。

この結果を人事総務部門と共有したところ，「驚いた。これだけ木下部長からハラスメントを受けていると回答する人がいるとは思わなかった」という反応でした。木下部長に言動を改めてもらうように，この調査結果をフィードバックすることになりました。木下部長は年長者に敬意を示すタイプであることから，木下部長より年齢の高い嘱託産業医から調査結果を説明することとし，人事部長にも同席してもらい，今後の指導について助言を行うことにしました。その際，詳細な事実調査をしていないことから，パワハラに該当するかどうかは言及しないこととし，木下部長を悪者にするのでなく，これ以上部下をメンタルヘルス不調にしないために協力してほしい，という姿勢で話をしました。また，現時点で何らかの処分をすることはないが，この状態が改善せず，次にもしハラスメント窓口に訴えがあり，ハラスメント行為が会社として認定できた場合には懲戒処分に進む可能性があることを伝えました。

それから3カ月後，メンタルヘルス不調者へのフォローアップ面談で営業部門の従業員に木下部長の様子を聞いたところ，こんな返答が返ってきました。「いや～，人って変わるんですね」「あれだけひたすらプレッシャーを与えるだけだったのが，あれ以降『営業も時代にあったやり方に変えないといけない。どうすれば外回りできないという今の状態で契約を多く取れるか，みんなからアイディアを出してくれないか』とか言ってくるようになり，みんな気持ち悪がりながらも少し喜んでいます」。従業員からはオンラインでの営業活動に関してさまざまなアイディアが寄せられ，実際にそれを実行して，売り上げも少しずつ回復しているようです。この話を聞いて，土井さんは微笑むのでした。

①解説

実はこの事例は，状況把握の解説（26頁）で紹介した，下記の「状況認識のプロセス」に沿って展開しています。

（1）問題があると思われる部署の従業員，他部門の従業員，顧客，取引先，競合他社の産業保健スタッフなど，複数の情報源からデータを集める。

（2）状況認識の作業に，他者の参加を仰ぐ。自分の現状認識を伝え，異なる見解の持ち主と一緒に検証する。

（3）得られた仮説を検証するため，簡単なテストや調査を実施する。

（4）既存の枠組みを単純に当てはめることは避け，新たな可能性を受け入れる。善と悪，加害者と被害者といった紋切り型で片付けないようにする。

　状況把握を進めるのに，事例のように必ずしも社内調査をしなければならないわけではありませんが，現在の状況を的確に他者に伝えるためには，量的データは非常に大きな力を持ちます。データをどのようにまとめて社内で展開していけばよいかについては，『産業保健の複雑データを集めてまとめて伝えるワザ——社員も経営層も動かす！「最強」の活用術』も参考になります（和田・津野，2018）。ただし，調査ができない場合は，ヒアリング等による質的データで代用することも可能です。

②状況把握力を高める方法

　ピーター・F・ドラッカーは，リーダーシップを発揮するチャンスである世の中の変化や課題として，下記の7つをあげています。

（1）自社や競合他社，業界内での予期せぬ成功や失敗

（2）現在の生産方式，商品やサービス，市場と，それらの可能性の間にあるギャップ

（3）生産方式，商品やサービスにおけるイノベーション

（4）産業構造や市場構造における変化

（5）人口統計

（6）考え方や価値観，認識，社会のトレンド，意義などの変化

（7）新しい知識や技術　　　　　　　　　　　　　　　　　　（Drucker, 2004）

　これらの変化を入念に調べることで，自分のビジョンをいつ発揮すべきか，いつ誰に話を持っていくべきかを判断することができます。すでに一度提案して却下されたり，難色を示されたりしている場合でも，諦める必要はありません。世の中は常に変化しているので，いつかまだ企業の問題意識が高まったり，健康管理部門に理解のある上司が着任したり，チャンスが巡ってくるときが必ず来ます。その時期やタイミングに備えて，説得材料を集めておきましょう。特に経営層は競合他社に関する報道に関して敏感なので，ネガティブな情報（競合他社の事故や過労死やハラスメントの事例），ポジティブな情報（従業員を対象としたヘルスプロモーション）どちらも，

ニュース等を常にチェックしておくとよいでしょう。

　また，社内においては，業務連絡だけでなく，一緒に働く仲間の価値観や問題意識を常日頃から把握しておくことが重要です。たとえば，あなたが問題意識を持ち始めた事柄について，意見を聞いてみるのもよいでしょう。たとえば，「研究開発部門でメンタルヘルス不調者が増えているようなのですが，何が原因だと思いますか？」と他の産業保健スタッフや人事労務担当者に聞くことで，相手がどの程度それに対し問題意識を持っているのかを把握することができます。また，この場合，利害関係者は研究開発部門の所属長になるかもしれませんが，「メンタルヘルス不調にしているのは所属長」と決めつけずに，所属長にもヒアリングを行うとよいでしょう。「今，研究開発部門でメンタルヘルス不調者が増えているようなのですが，何が原因だと考えられますか？」と聞くことで，もしかすると，別の問題が見えてくるかもしれませんし，所属長の仕事に対する価値観が把握できるかもしれません。重要なことは，相手の価値観や問題意識を否定しないことです。これによって，対立者をつくらずに状況認識を進めることができ，結果的に多くの人が変化に協働してくれるようになります。

(3) 事例：ビジョン

事例の概要

　　事業所…………ヒノモトテクノロジー株式会社。半導体製造装置の部品を製
　　　　　　　　　造する部品メーカー。事業所の従業員数約1,300名（本社200
　　　　　　　　　名，工場900名，その他国内外営業所200名）。
　　産業保健体制…統括産業医（健康管理室長）1名，産業看護職（本社・工場
　　　　　　　　　にそれぞれ常勤1名），事務担当者（工場）1名
　　主な登場人物…大川さん（産業医，週に1日本社，3日工場，1日地方事業
　　　　　　　　　所に出務）

　ヒノモトテクノロジーの統括産業医である大川さんは，10年間，大学病院と市中病院で循環器内科医としてのキャリアを積み専門医まで取得しました。500床規模の総合病院に出向中に，院長から，病院の産業医業務を引き受けてくれないかと相談がありました。大川さんは，病院経営にも関心を持ち始めていたため，引き受けることにし，産業医科大学が主催する夏季集中講座を申し込み，産業医資格を取得しました。その後，病院の産業医として安全衛生委員会への出席や職場巡視，各種面談への対応などを週に1日程度の業務としてこなすようになりました。その間，産業衛生学会や

各種勉強会に参加したりしてネットワークもでき，産業医業務に面白みを感じていたところで，大川さんにヒノモトテクノロジーの統括産業医の話があり，引き受けることにしました。当時大川さんは学会や勉強会で知り合った産業医から企業で働く面白さを聞いており，臨床とは違う世界を経験したいという思いを強くしていました。また，循環器科医として，過重労働によるストレスが原因と思われるような虚血性心疾患の症例や，入院して積極的な治療が必要であるにもかかわらず仕事を優先した結果，心筋梗塞を発症した症例などを経験していたため，予防活動として，働く環境や働き方そのものに介入することへの関心を持つようになっていました。外来でも，患者たちに仕事の内容，働く環境，働き方などを質問するようになっていました。赴任当初は，会社のルール，目的に従って一組織として機能することが期待される企業での仕事の進め方が，臨床，病院内の仕事の進め方とは大きく異なることから，戸惑いや大きなストレスを感じ，自分の選択を後悔することもありました。着任後，3年が経過し，社内での人間関係もある程度でき，仕事の進め方に慣れて，少し気持ちに余裕ができるようになりました。今までは受け身で仕事をしてきていましたが，自分から会社に働きかけて，何か積極的に仕事を進めたいと思うようになっていました。

　まず，大川さんは，この会社において，産業医として「自分がしたいこと」と「自分がしなければならない」ことを分けて考えることにしました。1カ月ほどそのことを自問自答しているうちに，過重労働対策，スタッフのスキルの向上，より機能的な産業保健体制の構築，など10項目以上がリストアップされました。そうすると，何から手を付けたらよいのか優先順位付けに迷い，自分の中での基準，つまりビジョンの必要性を認識しました。それから数カ月間，大川さんは，仕事だけではなく，家庭や，学会活動などでの，自分のこれまでしてきた仕事や役割の棚卸しをしながら，自分の仕事の価値観や判断，成し遂げたこと，失敗したことなどを振り返りました。振り返りに際して，ビジョンに関する書籍を数冊購入して参考にしました。また，家族や親しい友人，恩師にも「大川が何者なのか」「どう見られているのか」率直に語ってもらいました。その結果，自分のビジョンを「誠実であること。Win-Winにこだわること。人間関係を大切にすること」としました。ただ，ビジョンは，自分の置かれている環境や価値観の変化に応じて修正を加えていくものなので，今後も定期的に見直していくこととしました。

　ヒノモトテクノロジーの経営理念には，「唯一無二のプロダクトを通じてより良い未来を築くための半導体技術の進歩に貢献し，従業員とその家族の幸せを実現すること」と記されています。そのために社長は最近，健康経営やウェルビーイング経営に関心を持っており，大川さんの上司である人事部長の平山さんからも，社長の関心を実現するための具体的な施策についての大川さんへの相談が増えていました。一方

で，ヒノモトテクノロジーには，年間10名程度の休職者が発生しており，その対応を通じて，大川さんは必ずしも従業員の職場環境が良くないと感じていました。ヒノモトテクノロジーは，今の社長の父親が，戦時中に戦闘機を作っていた企業に勤めていたエンジニア仲間と立ち上げた会社です。オイルショックやバブル崩壊など幾多の困難をリストラをせずに乗り切ってきたのが先代の社長の自慢であり，現在の経営理念にはその先代の思いが反映されています。そのため，ヒノモトテクノロジーの社風は，現場が強く，良い意味でも悪い意味でも中小企業的な雰囲気が残っており，現場では，「この野郎」「馬鹿野郎」といった言葉が飛び交うのが日常茶飯事でした。また，部長や課長の中には，「プレッシャーが成長につながる」「できるまで続けさせる」という考えから，個別面談と称して人格攻撃をしたり，不十分な説明のままに仕事を丸投げしたり，金曜日の夕方に月曜日朝までに仕事を仕上げてくることを指示したり，パワーハラスメントととらえられても仕方がないような対応をしている者もいました。ただ，そういった管理職の部署は，部下は疲弊し，メンタルヘルス不調による休職者も出ていましたが，スケジュールを守ってアウトプットを出すため，経営層から評価をされていました。そういった状況で，「休職者が安心して休職できるのは会社が利益を上げているからでしょう」と言って憚（はばか）らない管理職もいます。大川さんは，企業として成果を出すことは確かに正しいことだとは思いつつ，産業医として，ヒノモトテクノロジーの社員の健康管理に責任を持つ立場として，「組織として正しいことは何か」，常に自問自答するようになっていました。大川さんは，職場環境改善の必要性を強く感じていました。また，そういった自問自答は，自分のビジョンと組織のビジョンや実態とのすり合わせとなり，自分のビジョンにも影響しました。

　大川さんは，現状，どのようなことが健康管理室に期待をされているのか，まずは平山人事部長に自分の考えを相談してみることにしました。平山人事部長は，最初に相談をされたときには戸惑っていましたが，大川さんの「健康管理室のスタッフとして何か組織に貢献をしたい」という想いが本気であることに気づき，月に1回程度話し合いの場を持つようになっていました。当初は，自分も何をしたいのか大川さん自身もよくわかっていませんでしたが，平山人事部長と話をして，自分のやりたいことを言語化しているうちに，自分の中で考えていた「健康管理室スタッフとしてヒノモトテクノロジーに貢献できることは何か」という想いが明確になってきて，「従業員の幸せに貢献すること」というビジョンが浮かんできました。

　大川さん自身は，自分のビジョンを考え，そのうえで，健康管理室のスタッフ（組織人）としてのビジョンを考えるプロセスの中で，たびたび自分のビジョンの見直しを行い，その見直しがさらに健康管理室のスタッフとしてビジョンにつながるという

ことを経験しました。大川さんは，自分のビジョンと組織人としてのビジョンの継続的な見直しを今後も継続していくことが必要だと感じました。

①解説

　今回の事例では，大川さんは，まず個人のビジョンを明確にすることから始めています。ビジョンについては，いろいろなところでその必要性が指摘をされていますが，まずは，自分がその必要性を認識することが重要です。個人のビジョンについては，プライベートを含めた個人のビジョンと，組織人としてのビジョンに分けられるように思います。もちろん，それぞれは整合性が取れている必要があります。大川さんにとっては，個人としてのビジョンは，それまでの仕事，家庭，コミュニティでの経験がベースになっています。そのうえで，組織人としてのビジョンは，産業医としてヒノモトテクノロジーに着任してから，それまでの経験を振り返る余裕が生じるまで時間が必要でした。大川さんは，組織人としてのビジョンを明確にするうえで，産業医として，「自分がしたいこと」と「自分がしなければならないこと」を分けて考えています。このようにビジョンを明確にしていくためには，十分な自己理解と状況把握が不可欠です。

　大川さんは，独りよがりのビジョンにならないように自分を客観視することに努めています。そのために，家族や親しい友人，恩師に「自分のこと」を尋ねています。これまではこういったことをする機会はなかったかもしれませんが，より良いビジョンを作るためには，自己理解を深める有効な方法だと思います。日頃から，そのようなことに留意したコミュニケーションを心がけるとよいでしょう。また，自分のビジョンを年に1回程度は定期的に見直すことが大切です。何より，自分に良いフィードバックをくれる，自分のビジョンを理解してくれている仲間がいてくれることは，とても心強いことだと思います。

　大川さんは，会社のビジョンを理解しようと努めることで，大川さんが所属する健康管理室のスタッフ（組織人）としてのビジョンも徐々に明確になってきています。組織を理解して，組織人としてのビジョンと，組織のビジョンをすり合わせることは，ビジョンが独善的にならないようにするために，組織人としてとても大切なプロセスです。また，組織を理解することは状況把握にもなります。このようなプロセスを通じて，深い自己理解に基づいて個人のビジョン，組織人としてのビジョンを明確にしていくことは，自分が「誰でもリーダーシップ」を発揮する際の礎になるでしょう。

②ビジョンを高める方法

デボラ・アンコーナが述べているように，仕事，家庭，コミュニティにおいて自分の役割を演じる際に，大切にしていることを自問自答することが大切です。また，これまでの自分の経験の棚卸しすることも有効です。これまでの多くの経験，役割を演じてくるなかで，自分の中で一貫した基準があると思います。基準には，柔軟性と一貫性といった背反の面もあります。たとえば，いくつかの経験の振り返りを行った際に，基準が変化していることもあるかと思います。そのことは，「基準が無い」ということではなく，そのときどきの状況に応じて，柔軟に基準を変化させる，というビジョンと考えることができます。成功，失敗，これまでのいろいろな経験を思い出すと思いますが，すべての経験が今の自分を形作っている，意味があることと前向きに捉えて，「筋」を見出すことが大切なのです。この点は，自己理解とも通ずるものがあります。

すべての組織は何かしらのビジョンを持っています。その組織のビジョンに対して，自分がどのように対処したのかを振り返るのも大切なプロセスです。その際には，本事例の大川さんのように，個人のビジョンと組織人としてのビジョンを分けて整理してみると，組織のビジョンとのすり合わせやその理解，組織のビジョンへの挑戦，ということにも気づくことができるかもしれません。組織のビジョンを振り返る際に，ブランチャードの「有意義な目的」「明確な価値観」「未来へのイメージ」が参考になるでしょう。

③産業保健チームにおけるビジョンの必要性

ドゥーソッブ（2002）は，ビジョンとはある活動における根幹をなす考えであり，ミッションはそのビジョンをもって戦略的に決められた中長期的目標とし，産業保健チームのビジョンとは「企業戦略的観点から従業員の根幹資源を確保する」こととしています。このように産業保健チームのビジョンを生み出すには，自分にとって今一番大切なものは何かということを考えたり，自分の考えを整理して，絞り込んだり，メンバーが，何を，何のためにやっているのかを意識する必要があります。また，さまざまなステークホルダーに対して説得力のあるビジョンを生み出すには目的が必要で，その目的も，さまざまな立場から検討する必要があります。目的というのは，リーダーやスタッフが，自分がなぜこの会社で働いているのか，自分はなぜ生きているのかを理解することです。あなたが所属している産業保健チームの使命は何でしょうか。社内外のステークホルダー（顧客）が産業保健チームに求めているもの（ニーズ），産業保健チームが満たすべきニーズは何でしょうか。産業保健チームが産業保

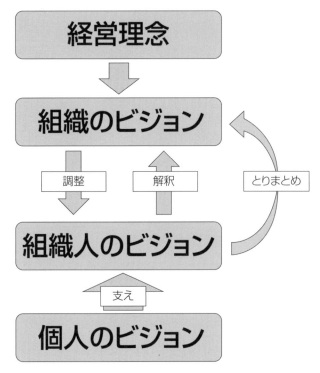

図6 個人と組織のビジョン

健サービスを提供する真の動機は何でしょうか。

　より良い産業保健チームのビジョンを生み出すには，まず，リーダーが個人のビジョンを明確にしたうえで，個々のスタッフのビジョンも把握し，さらに所属する企業の経営理念や価値観をよく理解することが大切です。そのうえで，リーダー個人のビジョンとスタッフのビジョンをとりまとめ，所属する企業の経営理念や価値観と同じ方向を向くような組織のビジョンを考える必要があります。また，スタッフは絶えず組織のビジョンを解釈し，自分のビジョン調整をします（図6）。ビジョンはリーダーシップの 礎 です。リーダーは日ごろから自分のビジョン，スタッフのビジョン，組織のビジョンを意識して，さまざまな情報をインプットしたうえで，自分や組織，スタッフと向き合い，より良い組織のビジョンを生み出すことを考え続けることが必要なのです。

2. 土台の3要素を整える

(1) 事例に含まれている「心構え」の要素

　それでは，事例1（自己理解），事例2（状況把握），事例3（ビジョン）に含まれ

ている「心構え」の要素を見てみましょう。

　事例1（自己理解）では，会社の長時間労働体質の改善を試みようとする産業医の上野さんの様子が描かれていました。上野さんが人事労務担当者の渋谷さんに，「長時間労働は撲滅すべし！」とややきつい口調で主張したことに対し，渋谷さんは「仕事が仕事なので……」と困ってしまいました。また，上野さんの方針に後ろ向きな発言をした保健師の品川さんに対しても，上野さんは「産業保健スタッフの役割をわかっているのか！」と，やや恫喝的な発言をし，関係がぎくしゃくしてしまいました。このような言動から，上野さんは，「リーダーシップを発揮するためには，自分の考えや思いを他の人々に伝える能力」や「影響を受ける人たちの反応を見通す力」が必要であるという心構えが不足していることが窺えます。

　しかし，その後，上野さんは自分自身の考え方や価値観を見つめ直し，人に対して高圧的な態度をとってしまうことについて反省をしました。この様子から，「リーダーシップを発揮するために，挫折や逆境体験から学ぶ必要がある」ことがわかります。また，上野さんが渋谷さんや品川さんと意見が合わない原因を自ら探求する姿勢からは，「異なる価値観や文化の中で自身を内省する必要がある」ことの大切さを認識していることが窺えます。加えて，上野さんはこれまで長時間労働に関するエビデンスを基に，長時間労働を減らす重要性を掲げていましたが，「リーダーシップを発揮するために，専門的な知識やデータ，エビデンスだけが正しさを決めるのではなく，多様な正しさがあり，それらを複数の戦力として統合したり，取捨選択したりする必要がある」という認識も重要であることが考えられます。このように，内省をする過程で上野さんは「渋谷さんや品川さんも私と同じように長時間労働をなくしたいと本心では思っているのかもしれない」ということに気づきます。その後，品川さんと話し合いを続け，思いを共有することができました。このことから，「リーダーシップを発揮するために，主語を「私」ではなく「われわれ」として発言したり，考えたりする必要がある」と心構えを持つことの重要性がわかります。最後には，さまざまな関係者を巻き込んで，問題意識を共有し，残業を減らすための対策を実施することができました。この様子から，「ビジョンを実現するには，人々を動機づけ，触発し，人々にエネルギーをもたらすことが必要である」ことや「ビジョンを掲げるだけでなく，関係者が状況にどのように適応していくかまで考える必要がある」という認識の重要性が示されます。

　事例2（状況把握）では，保健師の土井さんが，メンタルヘルス不調を訴える従業員が増えていることから，「現場で何かが起きている」と感じ，同僚の保健師である江口さんに声をかけました。この様子から，土井さんが「注意力を鍛え続け，厳しい課題に挑戦し続ける必要がある」という心構えを持っていることが窺えます。土井さ

んのように，普段から注意力をもって物事を観察している姿勢がリーダーシップを発揮するためには必要となります。

　次に，土井さんは，いろいろと情報を集めるなかで，従業員のメンタルヘルス不調の原因に，木下部長のハラスメントがあると考えました。しかし人事労務担当者は「原因は仕事のやり方に制限があるから」だと考えており，土井さんと意見が一致しません。そこで，土井さんは，従業員に対するアンケート調査を提案し，双方でメンタルヘルス不調の原因を把握できるようにしました。このように，土井さんは，人事労務担当者と自分の意見の違いを認識し，お互いが納得して議論ができるように行動しています。この姿勢から，「リーダーシップを発揮するためには，他人との違いを恐れずに自分の想いを表現することが大切である」ことや，「たとえ大きな障害があっても，変革を起こし周囲を正しい方向へ導き続ける必要がある」という心構えを持っていることがわかります。また，アンケート調査結果を木下部長にていねいにフィードバックし，その後の行動改善に繋げていることから，「リーダーシップを発揮するために，影響を受ける人たちの反応を見通す力と，逆境を乗り越える力を持つ必要がある」ことを理解していることが考えられます。

　事例3（ビジョン）では，統括産業医の大川さんは，家族や親しい友人，恩師に，自分がどのように見られているかについて語ってもらうなかで，自分のビジョンを見直すなど，さまざまな環境や価値観の変化に応じてビジョンを修正していく重要性を認識しています。このことから，「リーダーシップを発揮するために，異なる価値観や文化の中で自身を内省する必要がある」という心構えを持っていることが窺えます。また，人事部長と話し合いを続けるなかで，自分の想いが明確になり，「従業員の幸せに貢献すること」というビジョンを思いつくまでに至りました。このように関係者間で話し合いを続ける姿勢から，「リーダーシップを発揮するために，主語を「私」ではなく「われわれ」として発言したり，考えたりする必要がある」ことを認識していることがわかります。加えて，この一連の大川さんの姿勢から，「リーダーシップとマネジメントは異なるものである」ということ，つまり，マネジメントは，問題解決によって計画を達成するのに対し，リーダーシップは，ビジョンを達成するために，人々を動機付け，正しい方向へ導き続けることだと理解していることもわかります。

　このように，いずれの事例においても，そのリーダーシップを発揮する際の根底に「心構え」の要素が含まれていることを理解することができるでしょう。

(2) 「心構え」の土台を整えるために

　「心構え」の土台を整えるためには，リーダーシップを発揮するために，必要にな

る行動や考え方，姿勢などを事前に理解していることが求められます。まずは，本書の付録1で紹介している「TOMHリーダーシップチェックリスト（TLC）短縮版」の【ベース①心構え】の12項目（問20～31）を参照し，自身がどの程度「心構え」を持っているかを確認していただければと思います。現時点で，心構えとして理解していた項目は，是非，今後も継続ください。自身が把握していなかった項目がある場合は，これを機会に知識として取り入れていただけたらと思います。また，より理解を深めるためには，この心構えの項目を実現している具体的なリーダーシップ像を思い浮かべたり，自身の経験を振り返ることをおすすめします。産業保健スタッフがリーダーシップを発揮する際には，どのような行動や考え方，姿勢が求められるのかについて，事前に心構えを持っていることが，実際にリーダーシップを発揮する段階においての助けになります。

(3) 事例に含まれている「業務遂行力」の要素

　次に，事例1（自己理解），事例2（状況把握），事例3（ビジョン）に含まれている「業務遂行力」の要素を見てみましょう。

　事例1（自己理解）では，部下が体調不良で会社を辞めることになってしまった部署の管理職に対して，産業医の上野さんが長時間労働と過労死との関係について解説を行っています。これは，医学の専門家として，論理性と専門知識を第一義に置き，自身の知識の提供を通じて，業務遂行に貢献するという「業務遂行力」の要素を含んでいると考えられます。また，管理職に対して説明を行う際にストレスチェックの集団分析の結果をフィードバックする機会を活用したり，長時間労働の改善に取り組んだ部署の事例を衛生委員会や役員会で報告したりすることで，社内全体で長時間労働対策を効率的に進めていくための工夫に努めている点も「業務遂行力」の要素であると考えられます。

　事例2（状況把握）では，従業員のメンタルヘルス不調の原因を明らかにすることを目的に，保健師の土井さんが簡単な調査を実施することを人事労務担当者に相談している場面があります。このような従業員等の集団を対象とした実態調査は，疫学や公衆衛生学の一連の手法を修得している産業看護職が得意とするところであり，知識やスキルを活用しながら業務遂行に貢献するという「業務遂行力」の要素を含んでいると考えられます。また，事例1と重複しますが，ストレスチェックの実施の機会を活用して，ハラスメント／厳しい指導に関する質問や仕事の仕方の変化に関する質問を追加するなど，効率的に調査を実施するための工夫にも努めている点も「業務遂行力」の要素であると考えられます。

　事例3（ビジョン）では，統括産業医の大川さんが自身のビジョンの必要性を認識

した際に，関連する書籍を購入し，それを参考にしながらビジョンを具体化していましたが，このような自分の専門知識を高めるための努力は「業務遂行力」の要素であると考えられます。

　このように，いずれの事例においても，そのリーダーシップを発揮する際の根底に「業務遂行力」の要素が含まれていることを理解することができるでしょう。

(4)「業務遂行力」の土台を整えるために

　「業務遂行力」の土台を整えるためには，専門スキルを磨くための「自己研鑽の場」を構築していくことが不可欠です。このように書くとハードルが高いように聞こえるかもしれませんが，もう少し簡単に言うと「自身の専門スキルを磨くのに有用な情報をキャッチアップするためのアンテナを張る」ことであり，日常業務を少し工夫すれば実現することができます。たとえば，職場巡視の際に安全衛生上の問題点の指摘に終始しているような場合は，現場の担当者から工夫していることや困っていること，産業保健スタッフに期待することなどを聞き取る時間を少し作るだけでも，今後の産業保健活動に有用な情報を得ることができ，自身の専門知識を高めることができます。また，職場の外に目を向けてみると，産業保健に関するさまざまな学会や研修会が開催されており，このような場に参加することで，新しい情報をキャッチアップできるだけでなく，他の企業で働く産業保健スタッフとのネットワークも構築され，自身の専門知識を高めるための情報源を広げることができます。時間的に学会や研修会への参加が難しい場合は，まずは日常業務の中で情報源を広げられるような工夫をしてみてはいかがでしょうか。

(5) 事例に含まれている「人間関係構築」の要素

　最後に，事例1（自己理解），事例2（状況把握），事例3（ビジョン）に含まれている「人間関係構築」の要素を見てみましょう。

　事例1（自己理解）では，産業医の上野さんが事業場に着任した当初，人事労務担当者（渋谷さん）や保健師（品川さん）の言葉に耳を傾けることなく「長時間労働は撲滅すべし！」という主張を一方的に繰り返し，理解が得られなかったことに対してイライラした様子でした。このような上野さんの態度は，ゴールマンらが述べた共感（他者の感情的な反応を受けて対処する技能）や，アンコーナらが述べた「オープンな姿勢で，自分の判断を交えることなく相手の言葉に耳を傾ける」「相手に発言を促し，何を重要視しているのか，今起こっていることをどのように見ているか，それはなぜかについて尋ねる」「自分の見解を述べる時は，結論だけでなく，そのように考えるに至った過程について説明する」といった，人間関係を構築するために必要な行

動が不足していることを露呈していました。しかしながら，半年後には内省し，自分の感情をコントロールしながら，自分の意見を話す前に品川さんの考えや気持ちを傾聴することを心がけるようになりました。その際，自身の診療科での経験を踏まえて，長時間労働を改善したいという思いを伝えながら，品川さんの考えを聞き出しています。その結果，品川さんと協働できるようになったのは，「人間関係構築」を土台にしてリーダーシップを発揮した賜物（たまもの）であるといえます。また，品川さんと協働するようになった後も，問題意識を共有してくれる社内のメンバーを把握しながら仲間を増やしていったことや，時間外労働を完全になくすのは難しいことを許容しつつ，部署独自のノー残業デーを週1日は必ず取り入れることを決定するなど，合意点を見出して調和を築いている点も「人間関係構築」の要素であると考えられます。

　事例2（状況把握）では，保健師の土井さんがメンタルヘルス不調を訴える従業員が増えていることに問題意識を持ち，現在の状況を詳しく調べるために，もう1人の同僚の保健師（江口さん）に声をかけています。このように，すぐに声かけをすることができたのは，普段から自分の周囲にいる仲間を把握していることのあらわれと考えられます。また，営業部門の従業員全員を対象に面談を行い，彼らから現在の状況や率直な意見を聞き取ることができています。このように従業員が率直に気持ちを伝えることができたのは，普段からオープンな姿勢で相手の言葉に耳を傾けていたからだと考えられます。その後も，ハラスメント相談を受け付けている社内の人事総務部門に対して，従業員との面談結果を踏まえながら自身の見解を述べたり，調査の結果を部門長に報告する際に，部門長の性格や予想される反応を考慮しながら，最善の説明方法を検討したりするなど，さまざまな場面で「人間関係構築」の要素を土台としたリーダーシップを発揮しています。

　事例3（ビジョン）では，統括産業医の大川さんが自身のビジョンの必要性を認識した際に，家族や親しい友人，恩師に「自分は何者なのか，どう見られているのか」を率直に語ってもらう機会を設けていました。また，社内の職場環境改善の必要性を強く感じた際に，人事部長に対して自分の考えについて意見を求めたことで，月に1回程度の話し合いの場を持てるようになりました。このような大川さんの取り組みは，普段からオープンな姿勢で相手の言葉に耳を傾けるという「人間関係構築」の要素を含んでいるものと考えられます。

　このように，いずれの事例においても，そのリーダーシップを発揮する際の根底に「人間関係構築」の要素が含まれていることを理解することができるでしょう。

(6)「人間関係構築」の土台を整えるために

　「人間関係構築」に含まれている要素は，傾聴に求められる基本的態度と密接に関

わっています。「人間関係構築」とは，言い換えれば「他者との信頼関係の構築」であり，このような信頼関係の構築には，相手が何を話しても評価せずに受け入れる態度が不可欠であることを考えると，これは当然のことと言えます。ロジャーズ（Rogers, 1957）は，傾聴の基本的態度として，①自己一致（自分の内面の感情をそのまま受け止め，それを意識の中で否定・歪曲しないでいられること），②無条件の肯定的配慮（相手をかけがえのない独自の存在として尊重すること），③共感的理解（その人の主観的な見方，感じ方，考え方をその人のように見たり，感じたり，考えたりすること）の3つを挙げていますが，日常業務の中でこれらの基本的態度を心がけることで，より良好な人間関係を構築することができます。企業によっては，傾聴のスキルと基本的態度を学ぶ機会として「リスナー研修」を実施している場合もありますので，このような研修の機会を活用するのも1つの方法です。研修の機会がなくても，前述した3つの基本的態度を踏まえながら相手とのコミュニケーションが取れているかどうかを定期的に振り返るだけでも「人間関係構築」の土台を整えるのに効果的です。

文献

Ancona, D., Malone, T. W., Orlikowski, W. J., & Senge, P. M. （2007）. In praise of the incomplete leader. *Harvard Business Review*, **85**(2), 92-100, 156.

Bass, B. M. （1990）. *Bass & Stogdill's handbook of leadership: Theory, research, and managerial applications*(3rd ed.). New York: Free Press.

Bennis, W. G. & Thomas, R. J. （2002）. Crucibles of leadership. *Harvard Business Review*, **80**(9), 39-45, 124.

Blanchard, K. & Stoner, J. （2011）. *Full steam ahead!: Unleash the power of vision in your work and your life*, 2nd edition. Berrett-Koehler Publishers, Oakland, California. 田辺希久子訳（2020）. ザ・ビジョン——やる気を高め，結果をあげる「希求力」の作り方. ダイヤモンド社.

Carson, J. B., Tesluk, P. E., & Marrone, J. A. （2007）. Shared leadership in teams: An investigation of antecedent conditions and performance. *Academy of Management Journal*, **50**(5), 1217-1234.

Collins, J. （2001）. Level 5 leadership. The triumph of humility and fierce resolve. *Harvard Business Review*, **79**(1), 66-76, 175.

ドゥーソッブ，ジャン. （2002）. 産業保健マーケティング——働く人の健康資源を企業戦略的に確保するための考え方と進め方. 中央労働災害防止協会.

Drucker, P. （2004）. What makes an effective executive. *Harvard Business Review*,**82**(6), 58-63, 136.

French, J. R. P., Jr. & Raven, B. （1959）. The bases of social power. In D. Cartwright （Ed.）, *Studies in social power*. Univer. Michigan. pp.150-167. 千輪 浩編訳 （1962）. 「社会的勢力の基盤」社会的勢力. 誠信書房，pp.193-217.

George, B., Sims, P., McLean, A. N., & Mayer, D. （2007）. Discovering your authentic leadership. *Harvard Business Review*, **85**(2), 129-130, 132-138, 157.

Goffee, R. & Jones, G. （2000）. Why should anyone be led by you? *Harvard Business Review*, **78**(5), 62-70, 198.

Goleman, D. （1998）. What makes a leader? *Harvard Business Review*, **76**(6), 93-102.

Heifetz, R. A. （1994）. *Leadership without easy answers*. Harvard University Press.

Heifetz, R. A. & Laurie, D. L. （1997）. The work of leadership. *Harvard Business Review*, **75**(1), 124–134.

石川淳. （2016）. シェアド・リーダーシップ——チーム全員の影響力が職場を強くする. 中央経済社.

小林由佳・井上彰臣・津野香奈美・櫻谷あすか・大塚泰正・江口　尚・渡辺和広. （2021a）. リーダーシップの理論と産業保健専門職のリーダーシップへの応用——文献レビュー. 産業医学レビュー，33 (3), 225–250. https://doi.org/10.34354/ohpfrev.33.3_225

小林由佳・櫻谷あすか・井上彰臣・江口　尚・大塚泰正・津野香奈美・荒川裕貴・川上憲人・ TOMH 専門家養成基礎コース同窓会. （2021b）. 産業保健スタッフ向け TOMH リーダーシップチェックリストの開発——予備調査結果. 産業衛生学雑誌，**63** （臨時増刊号），545.

Kotter, J. P. （1990）. What leaders really do. *Harvard Business Review*, **68**(3), 103–111.

厚生労働省（2018）. 労働者等のキャリア形成における課題に応じたキャリアコンサルティング技法の開発に関する調査・研究事業報告書. 厚生労働省.
https://www.mhlw.go.jp/stf/seisakunitsuite/bunya/koyou_roudou/jinzaikaihatsu/career_consulting_gihou.html

Rogers, C. R. (1957). The necessary and sufficient conditions of therapeutic personality change. *Journal of Consulting Psychology*, **21**(2), 95–103.

Rooke, D. & Torbert, W. R. （2005）. 7 transformations of leadership. *Harvard Business Review*, **83**(4), 66–76, 133.

Stogdill, R. M. （1974）. *Handbook of leadership: A survey of theory and research*. New York: Free Press. ADDIN EN.REFLIST

和田耕治・津野香奈美. （2018）. 産業保健の複雑データを集めてまとめて伝えるワザ——社員も経営層も動かす!「最強」の活用術. 産業保健と看護，**10**(58)， 1 -176.

第3章

事例で学ぶ「誰でもリーダーシップ」発揮の仕方

本章で得られるもの

- 産業保健スタッフがビジョンを実現するために必要な「誰でもリーダーシップ」がどのようなものかを知る。
- やりたいことを実現した事例における産業保健スタッフの思考プロセスから，誰でもリーダーシップの発揮につながる視点や考え方のヒントを得る。

導入・内容・読み方

　本章では，産業保健スタッフが自ら描いたビジョンを実現するために，誰でもリーダーシップを発揮した事例を紹介します。

　本章の事例は，すべて実際に産業保健スタッフが体験したエピソードや，困難に立ち向かった事例を紹介しています。彼ら彼女らの思考プロセスには，やりたいことを実現するためにどのような視点を持ち，どのように行動することが必要なのか，私たちが提唱する「誰でもリーダーシップ」を発揮するためのヒントが詰まっています。なお，本章の事例では，登場人物のリーダーシップの発揮プロセスを理解しやすくするため，①現状をどのように捉え，②それを元にどのように考え，③どのように行動したか，という順で記載しています。

　これは，第2章で紹介した，ハーバード大学のハイフェッツ教授が提唱する「適応型リーダーシップ」理論における，「観察」「解釈」「介入」の3つのプロセスに対応しています。この理論では，変化が必要な適応課題に向き合うために，私たちがどのような考え方を持つ必要があるかを提示してくれています。

　本章で取り扱うのは，必ずしも第2章のような研究成果に基づいた分析ではありません。しかし，実際に産業保健スタッフが経験した生の思考プロセスには，取り入れることができるエッセンスが沢山あると私たちは考えています。産業保健の実際の現場で，どのようにリーダーシップを発揮していけばよいのか，リアルなストーリーを通じて理解を深めてください。

事例1：ストレスチェックの集団分析結果の活用に
　　　取り組んだ産業看護職の事例

　ストレスチェックの組織分析の結果を活用した対策の実施や，事業所内の全職場への取り組みの展開を図った産業看護の事例です。

- 現状で実施できるところから小さく始める。
- 関係者を巻き込みやすいよう，取り組みのハードルを下げる。
- 関係者の関心や参加意欲を高めて主体的な関わりを引き出す。

- 事業所…………平山ケミカル株式会社の製造工場。事業所の従業員数約1,000名
- 産業保健体制…常勤産業医１名，非常勤産業医１名（週１回），常勤看護職２名，衛生管理者１名（総務部所属）
- 主な登場人物…阿部さん（産業看護職，この事業場に10年以上勤務）

1. 場面１：ストレスチェックの集団分析結果をどう活用するか

　産業看護師の阿部さんが担当する事業場では，ストレスチェックの法制化以前から，職業性ストレス簡易調査票を用いたストレスチェックを実施していました。集団分析の結果は，当初は上司に送付していただけでしたが，３年目からは，総合健康リスクが高かった10職場の上司を対象に，集団分析の結果を産業保健スタッフが対面でフィードバックし，結果の読み方の説明などを行い，それぞれの職場の上司が対策を立案して実施するという取り組みを開始しました。

　Ａさんは，ある時社外の研修に参加した際に，ストレスチェックの組織分析の結果をメンタルヘルス不調の一次予防に活用する「従業員参加型の職場環境改善活動」の取り組みを知りました。メンタルヘルス不調を予防するために，この取り組みをぜひ事業所内で実施したいと考えました。

(1) 現時点での目標

　現在実施している「高ストレス職場の上司への集団分析結果のフィードバック」と，「管理職による改善策の立案と実施」の対策に加えて，「従業員参加型の職場環境改善活動」の取り組みを事業所内に導入する。

(2) 状況をみる

　この事業所では，ストレスチェックを開始した３年目から，管理職による改善策の

立案と実施の活動を，総合健康リスクが高かった10職場で実施していましたが，それ以外の職場へは広がっていませんでした。現状では産業保健スタッフのマンパワー不足のため，全職場への結果の説明や，改善策の立案の支援，実施状況のフォローアップなどを行うのは現実的ではありません。また，従業員参加型の職場環境改善活動について，安全衛生委員会などで紹介したことがありましたが，「現場への負担が大きくて，実施のハードルは高いのではないか」という意見が出ていました。

(3) そこから考える

　阿部さんは，全職場を対象に対策を実施するためには，手軽に自発的に取り組めるようにハードルを下げること，現場の産業保健スタッフのマンパワーの範囲で実施できる取り組みにすることが現実的であると考えました。

(4) どんな取り組みをするか

　そこで阿部さんは，手軽に職場の改善のアイディアを取り入れられるよう，事業所内の「良好事例集」を作成して水平展開する取り組みを考えました。まず，従来は高ストレス部署だけに行っていた管理職向けの個別の結果説明とは別に，今年度はすべての管理職を対象にした説明会を開くことにしました。その説明会の中では，組織分析の結果の見方や，従業員参加型の職場環境改善活動について紹介し，希望する職場があれば実施をサポートすることを伝えました。さらに，各職場の「良いところ」について参加者同士でディスカッションしてもらうことにしました。そこで出た意見を集めて事業所内の「良好事例集」を作り，説明会が終わった後で各職場に紹介しました。

(5) 結果，どうなったか

　管理職向けの結果説明会にはおよそ半数の管理職が参加しました。特に，各職場の「良いところ・良い取り組み」について議論を行なったことで，自職場の取り組みを管理職自身が振り返る機会となり，その後の職場運営に役立ったという感想が聞かれました。また，良好事例集も事業所内の関心を集めました。その結果，翌年度もストレスチェックの集団分析の結果説明会を開催し，すべての管理職の参加を必須とすることとなりました。

　しかし，本来の目的であった，従業員参加型の職場環境改善活動については，実施を希望する職場はありませんでした。

(6) ポイント

　この場面からは，産業保健の現場で取り組みを進めるにあたって，次のようなことを学ぶことができます。

①現状で実施できるところから小さく始める

　阿部さんは，全職場で従業員参加型の職場環境改善活動を実施するという目標を立てていました。これが「ビジョン」に相当するものです。ただし，現場の産業保健スタッフのマンパワーや事業所内の状況を考慮すると，そのビジョンをすぐに実現できそうな状況ではありませんでした。そこで，なるべく手軽に実施してもらえるように，職場の「良いところ」の収集と水平展開を行いました。現状で実施できる取り組みからはじめたことが，状況を好転させる第一歩となります。

②関係者を巻き込みやすいよう，取り組みのハードルを下げる

　たくさんの人を巻き込むためには，「これならできるかも」「やってみようかな」と思ってもらえることが重要です。従業員参加型の職場環境改善を実施するという目標は，現時点では実施のハードルが高いものでした。そこで，まずは「職場の良いところ」や「改善事例」に関心を持ってもらうことを目的とし，希望者を対象とした管理職向けの説明会を開き，その中で良好事例を収集・共有する取り組みを行いました。関わってほしい人が，あなたの取り組みに参加するハードルを下げるには，どんな工夫ができるか考えてみましょう。

2. 場面 2：職場環境改善活動をどのように全職場に広めるか

　管理職向けの説明会の中で職場の「良いところ」を集めて，他の職場に展開するという取り組みを通して，自主的に職場環境改善活動が広まることを期待していたAさんでしたが，結果的に，職場環境改善活動を実施する職場は現れませんでした。

　そこで，いくつかの職場に阿部さんが働きかけ，従業員参加型の職場環境改善活動のマニュアルを渡して実施を呼びかけてみましたが，実際には取り組みを行った職場はありませんでした。後から担当者に話を聞いたところ，マニュアルの中身を読んでみたが，いろいろ準備が大変そうだったので，いつ，何から始めればよいか考えているうちに，実施の機会を逃してしまったとのことでした。阿部さんは「マニュアルどおりの職場環境改善の取り組みを行うのは現場の負担が重いので，まずは，現状で実

施できるような方法を考えなければいけない」と思いました。

(1) 現時点での目標
従業員参加型の職場環境改善活動を，事業所内で実施できる方法を考える。

(2) 状況をみる
阿部さんは，マニュアルを職場に渡すだけでは従業員参加型の職場環境改善活動の実施は難しい状況にあることを理解しました。職場環境改善活動を職場内で展開するには，職場内への説明や，グループワークのファシリテーターなどの人的なリソースが必要ですが，その準備ができていないという状況に気がついたのです。

一方で，事業所内で毎月行われている安全衛生委員会の中では，あるテーマについて決めて労使の委員でディスカッションをするという取り組みが以前から行われていました。メンタルヘルス対策や，ストレスチェックの結果について議論をしたこともあります。このディスカッションは定期的に行われていましたが，だんだんと議論のテーマがマンネリ化してきており，いつも「次のネタ」を探すのに苦労していました。

(3) そこから考える
以前参加した外部の研修会では「従業員参加型の職場環境改善活動を事業所に導入するには，実施を職場まかせにせず，各職場での実施状況を確認したり，実施をサポートしたりする担当者をおくことが重要だ」という話を聞きました。しかし，現在の産業保健スタッフのリソースでは，多くの職場の活動を支援するだけのマンパワーはなさそうです。また，事業所内で職場環境改善活動の担当者やファシリテーターを養成・配置することも時期尚早と思われます。

さらに，以前の議論では，従業員参加型の職場環境改善活動に対して「大変そう」「面倒くさそう」という意見が出ていました。それはつまり，話を聞いただけでは，どんな活動なのか，どんなメリットがあるのかイメージしにくいのではないかと阿部さんは考えました。

そのため，まずは関係者に，職場環境改善活動に関心を持ってもらうことが重要だと考え，定例の安全衛生委員会のグループディスカッションの中で，職場環境改善活動を体験してもらうアイディアを思いつきました。おそらく，労働組合のメンバーの何人かはこうした取り組みに興味を持ち，「事業所内でも実施したい」という意見を引き出すことが期待できそうです。その次の段階として，事業所内でなるべく負担なく実施する方法についても議論してもらうことを考えました。

ただ，健康管理室や産業保健スタッフが，活動の必要性をあまり声高に主張しすぎ
ると，安全衛生委員会のメンバーである管理職や労働組合の代表の主体的な参加を引
き出せなくなるのではないかと考え，安全衛生委員会のメンバーが積極的に意見を出
せるように進めていきたいと考えました。

(4) どんな取り組みをするか

　まずは，メンタルヘルスの一次予防の活動として，従業員参加型の職場環境改善活
動に関心を持ってもらうことを目的として，安全衛生委員会で行っているディスカッ
ションの中に，メンタルヘルス対策をテーマにする機会を設けました。その後，数カ
月にわたって，阿部さんを中心として健康管理室から情報提供を行い，職場環境改善
のデモを体験してもらいました。そのうえで，職場環境改善活動を事業所内で実施で
きるか，実施できるとしたらどんな方法が良いかを議論してもらうことにしました。
　阿部さんは「職場環境改善活動をより多くの職場で実施しよう」と健康管理室側か
ら提案することはあえてせず，安全衛生委員会のメンバーで議論していけるよう，
ファシリテーションに徹することにしました。また，安全委員会で積極的に意見を
言ってもらえるよう，関係者と顔を合わせる機会があるたびに，このことを話題に出
すよう心がけました。

(5) 結果，どうなったか

　メンタルヘルス不調の一次予防の対策は，労使の共通の課題であったためか，職場
環境改善活動のデモンストレーションは非常にうまくいきました。「翌年度も，スト
レスチェックの結果が出たら，安全衛生委員会で同様の話し合いを実施したい」とい
う意見が多く，翌年度も実施することになりました。
　しかし「各職場でもこのような話し合いができる場があると良い」という意見が聞
かれたものの，やはり，従業員参加型の職場環境改善活動をそのままの形で実施する
というのは現場の負担が大きいという意見が強く，1回目のディスカッションではな
かなか良いアイディアが出ませんでした。
　2回目のディスカッションの際に「各職場で毎月，安全衛生や環境保全について部
署の目標や活動案を議論する場がある。その場を使って，良好事例集なども参考にし
て，働きやすい職場を作るための対策を話し合い，最低1つは活動案を作るようにし
てはどうか」という意見が出され，検討の結果，翌年度から実施されることになりま
した。

(6) ポイント

　この場面からは，産業保健の現場で取り組みを進めるにあたって，次のようなこと
を学ぶことができます。

①関係者の関心や参加意欲を高めて主体的な関わりを引き出す

　元々，阿部さんは従業員参加型の職場環境改善活動を事業所でも実施したいと考え
ていましたが，現場の産業保健スタッフのリソースでは実施が難しいこと，職場の負
担感が増すことへの抵抗が大きいことが実施のハードルとなっていました。どのよう
な方法が現実的か，産業保健スタッフだけで考えるにも限界がありますし，産業保健
スタッフから「押し付けられた」対策だと，各職場でうまく実施できない可能性もあ
ります。

　そこで，「働きやすい職場を作るための対策について，管理職や従業員が話し合い，
自分たちで考えて実行する」という職場環境改善活動の核となる部分を，どうすれば
実行できるか，安全衛生委員会のメンバーが自分たちで考える場を設定することにし
ました。

　単に関係者を集めて話し合う機会を設けるだけでは，何もまとまらずに終わってし
まう可能性もあります。そこで阿部さんは，推進したい取り組みを理解してもらうた
めには，活動を擬似的に体験してもらうことで，関係者の関心を高め，心理的なハー
ドルを下げることができると考えました。事前にメンバーに根回しを行い，また，安
全衛生委員会で行われている議論の場を活用して職場環境改善活動のデモンストレー
ションに参加してもらうことにより，メンバーの関心と参加意欲を高めることに成功
しました。さらに，複数回のディスカッションを行い，時間をかけて議論したこと
で，事業場の状況に応じた実現可能性の高いアイディアが生まれ，発案者として主体
的に動いてもらうことができました。

　産業保健スタッフだけで対策を進めることが難しい場合は，取り組みをいきなり進
めるのではなく，周囲の関係者を巻き込み，理解者や協力者を増やすことを検討して
みましょう。

注力のしすぎには要注意。俯瞰的な視点を持つことが大切

　リーダーシップを発揮しプロジェクトを進めるために自らエフォートを割くことはとても重要です。しかし，ひとつのプロジェクトに注力しすぎるあまり，それ以外の業務に支障をきたしてしまうことがあります。通常業務の遂行に影響を及ぼした故に，自事業場の産業保健スタッフから不満が出てしまい，これまでの関係性が崩れてしまう可能性もあります。

　プロジェクトを進めるときには，俯瞰的な視点を持ち，通常業務との兼ね合いを考慮することや，プロジェクトメンバーだけではなく，通常業務をともに進める周囲の産業保健スタッフへの配慮も忘れてはいけません。

　また，プロジェクトと通常業務をすべてひとりで進めようとすると，結果としてどちらも上手く回すことができないということもあります。そのようなときには，周囲に相談し，積極的に協力を求めることも必要になります。

　周囲に助けを求めたり，プロジェクトに対する理解を深めてもらったりするためには，日頃から協力し合える関係性づくりを実践することが肝になります。つまり，リーダーシップを発揮しプロジェクトを進めるためには，プロジェクトだけに注力するのでなく，通常業務とのバランスや周囲のスタッフとの関係などを考慮した，俯瞰的な視点を持つことが大切です。

事例2：産業医間の連携を深めるために，ワーキンググループを組織して全社的課題に取り組んだ事例

　社内の問題解決のためには，各事業所の産業医が連携して取り組むことが必要だと考え，メンタルヘルス対策に関するワーキンググループを組織して成果をあげた産業医の事例です。

この事例で学べるポイント

- 自分の理想とするビジョンを明確に描く。
- 実現したいビジョンを協働するメンバーに共感してもらえるように共有する。
- 自分たちでわからないことがあれば，知っている人を探す。
- メンバーが行動しやすい環境を整える。
- 組織内の意思決定のプロセスを把握し，活用する。

事例の概要

- 事業所………………………新田山工業株式会社の関西圏にある事業場。社員数約800名。
- 事業所の産業保健体制…常勤産業医1名（週4日），常勤看護職1名（週5日）
- 全社の産業保健体制……常勤産業医8名，常勤看護職15名
- 主な登場人物……………馬場さん（産業医，この事業場に10年以上勤務）

1. 場面1：産業医間の連携をどのように深めていけるか

　産業医の馬場さんは，全国に数多くの事業所を持つ大企業に勤務しています。社内には8名の常勤産業医がいて，それぞれの事業所を担当しています。全社で大きな方針は立てられていましたが，具体的な業務の進め方については，各産業医に一任されているところもあり，ほぼ独立して業務を行なっています。そのため，事業所ごとの取り組みにはかなり差がある状況でした。

定期的に産業医が集まる会議が開催されていましたが，産業医同士の意見交換はあまり活発ではなく，それぞれがそれぞれの事業所の活動に専念するという状況が続いていました。馬場さんは，こうした状況に以前から問題意識を抱いていました。全社的な安全衛生の水準の向上のためには，それぞれの産業医が，必要な情報をシェアし，活発に意見を言い合い，お互いに助け合うことが必要だと考えていました。そのためには，まず，社内の産業医が協力・連携しながら活動する機会を作りたいと思っていました。

(1) 現時点での目標
　産業医が協力・連携しながら活動する機会を作る。

(2) 状況をみる
　この企業では複数の常勤産業医が勤務していましたが，それぞれ，自分の事業場の活動しかしておらず，これまで連携して何か活動したことはありません。産業医会議においても，それぞれの事業場の定例の活動報告や，本社からの一方的な情報提供が中心で，発言するメンバーもほとんど固定化していました。全体で何かの対策について議論したり，意見をまとめたりすることはありませんでした。

　また，「メンタルヘルス対策」が安全衛生の大きな課題であると認識されていたものの，その活動は事業場ごとにばらつきが大きい状況でした。たとえば，ある事業所で産業医が管理職向けの研修を実施したと報告を行っても，その活動が他の事業所に広がっていくことはありませんでした。

　会議が終わった後で，何人かの産業医が「管理職研修を自分の事業所でも実施したいが，研修の内容を準備したり，実施に向けて関係者に提案・調整したりするのは負担が大きい。会社全体で進めてくれるといいのに」などと立ち話をすることもありました。しかし，そうした意見が会議の場で出されることはありませんでした。産業医会議では，他の事業所の活動に影響が出そうな発言を遠慮するような雰囲気があったからです。

　馬場さん自身も，事業所内の活動には，少し行き詰まりを感じて悩んでいました。以前，メンタルヘルス対策として，管理職向けの研修を行ったこともありましたが，毎年，違った内容で研修を準備することの負担は大きく，いつの間にかやらなくなってしまいました。ルーチン業務をこなすだけでは，安全衛生上の課題を解決することはできません。しかし，自分ひとりで，新たな提案内容を考え，社内の調整や準備を進めていくことは困難でした。

(3) そこから考える

　馬場さんは，たとえば，メンタルヘルス研修を実施する対策について，それぞれの事業所が独自の対策を実施するよりも，全社で共通の対策を行ったほうが効率的であり，各事業所の活動を充実させられるだけでなく，産業医の負担も減ると考えました。産業医の中には「研修の企画や展開も，本社が行なってくれればよい」と話す人もいましたが，馬場さんは，対策をすべて本社に任せてしまってもうまくいかないと思っていました。本社のスタッフの人員も限られており，メンタルヘルス対策に詳しい人も多くないからです。

　また，現状の産業医会議は，それぞれがバラバラに意見を述べるだけの場となっています。また，産業医の中には，メンタルヘルス対策に関心はあるものの，新しい活動に興味がなく，消極的な人もいるようです。産業医会議でメンタルヘルス対策について意見交換を行なったり，対策案をまとめたりするのは難しそうです。

　そこで，何名かの産業医で議論して，今後のメンタルヘルス研修についての提案をまとめ，産業医会議での合意を得たうえで，人事部側に提案を持っていく，というアイディアを思いつきました。以前，統括産業医や本社人事部の担当者が「全体の課題や対策について，もう少し事業所の産業医の先生から積極的な意見があるといいのに」と話しているのを聞いたことがあります。また，メンタルヘルス対策に積極的な数名の産業医の協力は得られそうです。

　ただし，馬場さんにとって，産業医会議で発言をするということはかなりハードルが高く，こうした提案をしたときにどんな反応があるか，とても不安を感じました。正面から反対されることはなさそうですが，「馬場さんが中心となって，関心がある人だけでやればよい（自分は関わりたくない）」というような反応が返ってきて，その後も協力を得られないのではないかという心配もありました。

(4) どんな取り組みをするか

　馬場さんは，今後のメンタルヘルス研修について，何人かの産業医でワーキンググループを作り，そのメンバーで議論して提案をまとめるというアイディアを，まずは親しい産業医に話してみることにしました。そこで良い反応が得られれば，本社の統括産業医に話をして，産業医会議への提案の方法やワーキンググループの人選，活動の進め方について相談することにしました。馬場さんにしてはかなり思い切った行動でしたが，事業所のメンタルヘルス対策を前に進めるためにも必要な取り組みだと考え，社内の産業医と力を合わせて何かに取り組みたい，という以前からの想いを実現するチャンスだととらえました。

(5) 結果，どうなったか

　まず，馬場さんは，親しい産業医に電話をかけ，自分の考えている取り組みについて話をしたところ，相手からも「ちょうど同じようなことを考えていたが，自分からは提案しにくかった」という好意的な反応が返ってきました。

　その後，馬場さんは，他の産業医と一緒に本社に出向いて，統括産業医と人事部のマネジャーに相談をしてみました。最初は「良い発想だと思うけど，他の産業医が協力してくれるかどうか」という意見や，「提案を作ったあと，実際に誰がメンタルヘルス教育を進めていくのかがわからない。そのあとの作業を本社にすべて任せられても困る」というような意見もありましたが，提案書に含める内容や，その後の実施体制についても具体的に相談をするなかで，段々と形がまとまってきました。

　人事部からは「若手からの提案だと納得しにくい人もいるから，ワーキンググループには年配の産業医も入れよう」「馬場さんから産業医会議に提案するのではなく，本社人事部から産業医会議に働きかけたほうがよい」「産業医会議の場では，参加したいのに手を上げられない産業医や，参加したくないのに断れない産業医がいるかもしれない」というような意見もありました。また，何人かの発言力の大きい産業医には，統括産業医と人事部のマネジャーから，事前に説明をしておいてもらうことになりました。

　そうした準備を経て，約2カ月後の産業医会議で，今後のメンタルヘルス研修について，産業医のワーキンググループを組織して検討していくこと，検討内容は産業医会議でも確認し，合意したものを人事部に提案すること，人事部から各事業所の担当者が集まる会議に提案し，承認を得られたら翌年度の年度計画に盛り込むことなど，活動の内容について人事部から説明がありました。ワーキンググループのメンバーについては，今後，各産業医に個別に意向を確認したうえで決めることになり，最終的には馬場さんを含む4人のワーキンググループが組織されました。今後はこの4人で検討を行いながら，統括産業医と産業医会議のそれぞれに定期的に活動報告を行うことになりました。また，4人の産業医はそれぞれの事業所の人事総務部門の一員であったため，本社人事部から各組織のマネジャーに対して，ワーキンググループの活動について説明を行い，理解を求めました。

(6) ポイント

　この場面からは，産業保健の現場で取り組みを進めるにあたって，次のようなことを学ぶことができます。

①自分の理想とするビジョンを磨き上げる

馬場さんは，社内の産業医が協力して活動に取り組むことが，複数の事業場の共通の課題解決や，全社的な健康課題の解決につながると考えており，そのような活動をしたいというような，漠然としたビジョンを以前から持っていました。さらに馬場さんは，自らが担当する事業所内の状況や，最近の産業医会議での報告内容を踏まえて，管理職向け・従業員向けのメンタルヘルス教育をテーマにして，今後の活動について産業医が意見を出し合い，産業医会議としての提案をまとめるという，具体的なビジョンのイメージをまとめていきました。

②実現したいビジョンを協働するメンバーに共感してもらえるように共有する

馬場さんは，自分のアイディアを他の産業医に伝えるとき，まずは，話を聞いてくれそうな親しい産業医に相談するというところからはじめました。他の産業医の考え方などを探りながら，自分のアイディアを少しずつ伝えていったのです。相手の意見を踏まえて，アイディアを修正しながら，統括産業医や人事部にも相談を持ちかけ，少しずつ理解者を増やしていきました。もちろん，最初は，消極的な意見や否定的な反応などもありましたが，相手のニーズや，相手の目指すところなども聞き取り，そのうえで，「社内で産業医が協力して対策を議論できるようになると，これまで難しかった課題が解決できるようになる」という思いを伝えていきました。

馬場さんは，産業医会議のようなオフィシャルな場でいきなり自分の考えを述べるのではなく，非公式に，個別に意見交換をし，自分の考えを伝えていく方法を取りました。大勢が集まる会議の場よりも，少人数のほうが率直に意見交換しやすく，相手の意向や懸念などをうまく聞き出すことができるからです。

また，同じ意見であっても「誰が，どんな状況で伝えるか」によって納得のしやすさが違うこともよくあります。関係者の理解を得るためには，相手が理解しやすい状況を整えることが効果的です。

2. 場面2：メンタルヘルス対策についての提案をまとめる

馬場さんの発案によって，今後のメンタルヘルス対策を考える，数名の産業医によるワーキンググループが組織されることになりました。ただ，馬場さんは，どうすればワーキンググループのメンバーである産業医の意見や協力を引き出しながら，提案をまとめていけるかと，初めての取り組みに戸惑っていました。

(1) 現時点での目標

　ワーキンググループのメンバーである産業医の意見や協力を引き出しながら，メンタルヘルス対策に関する提案をまとめること

(2) 状況をみる

　ワーキンググループは組織されたものの，馬場さんをはじめ，４人のメンバーは全員，別々の事業場に勤務しています。また，これまで，産業医が協力して何かに取り組んだ経験もありませんでした。一箇所に集まって頻繁に会議をすることも難しく，メールや電話，また，各事業所を結ぶテレビ会議や電話会議システムを使って作業を進めることになりそうです。誰かがワーキンググループの活動をリードし，進捗を管理する必要がありましたが，メンバーの顔ぶれを見ると，そうした役割を積極的に引き受けてくれる人はいなさそうです。

　産業医会議は月に１回行われます。ワーキンググループの活動が，検討メンバーや他の産業医に忘れられないようにするためにも，また，検討メンバーの負担を増やさないためにも，あまり時間をかけず２〜３カ月以内に提案を取りまとめる必要がありました。

　また，事前に，本社人事部のマネジャーから，このようなワーキンググループ活動の進め方についてもコツを教わっておきました。最初に頻回にミーティングを行って，成果物を作るまでの活動の手順を決めておけば，あとはそれぞれで分担して作業を行って，メールや電話などでやり取りできるので効率が良い，とのことでした。また統括産業医からは「メンタルヘルス研修の全体について考えるのではなく，最初は管理職向けの研修に範囲を絞って検討してもよいのでは」というアドバイスを得ていました。

(3) そこから考える

　馬場さんは，今回のワーキンググループの活動にあたっては，「誰かが方針を決め，その方針に従って残りのメンバーが作業をする」というやり方ではなく，「みんなが対等な立場で意見を出し合って作業を進めていく」という進め方をしたいと考えました。打ち合わせ日程の調整や作業の進捗の取りまとめなどの役割は，自分が引き受けるつもりでしたが，検討内容についてはあまり自分の意見を出しすぎず，みんなの意見を大切にしようと考えていました。このワーキンググループの活動を最初に発案したのが馬場さんだということは，すでに他のメンバーにも知られていたので，自分が前に出すぎると，他のメンバーが意見を言いにくくなるのではないかと思ったのです。

また，短期間で提案をまとめるためには，人事部のマネジャーから教わった手順で検討を進めることや，統括産業医からアドバイスされたように，管理職研修に範囲を絞って作業を進める方法が良さそうに思えました。

(4) どんな取り組みをするか

初回のワーキンググループのミーティングはテレビ会議で行い，人事部のマネジャーや統括産業医も参加してキックオフを行ないました。そこで，今後の活動の進め方について議論し，当面は週1回のテレビ会議を行い，成果物の概要や作業計画について議論し，産業医会議で意見を聞いたうえで，その後の作業を進めることにしました。

それ以降は主にメール等で意見交換しながら提案書の内容を詰めていくことになりました。馬場さんは，全体のスケジュール管理やとりまとめ役を担当することになりましたが，ワーキンググループのリーダー役はメンタルヘルス対策に詳しい年配の産業医が担当することになりました。

(5) 結果，どうなったか

週に1回の打ち合わせを設定するのは大変でしたが，それぞれの産業医が各事業所の担当者に説明をして面談などのスケジュールをずらしてもらい，打合せの時間を確保することができました。

ワーキンググループでは，主に管理職向けの研修について対策案をまとめることになりました。まず，管理職研修に盛り込む必要がある内容をリストアップし，また社内に全事業所で最低年1回の管理職研修が行える仕組みを考えて，今後，4年間をかけて必要な内容を網羅できるような研修プログラムの素案を作りました。さらに，各事業所のスタッフの負担が軽減できるよう，産業医が講師となる集合研修だけでなく，解説部分を納めた動画を作成し，動画の視聴とグループワークだけで研修ができるような仕組みも考案しました。

産業医会議でも，自分たちの事業場にも展開される対策であるためか，事業所の安全衛生活動の当事者として，ワーキンググループからの提案に対して積極的に意見を述べるメンバーが少しずつ増えていきました。それぞれの事業所からの意見を取り入れることで，どの事業所でも無理をせずに実施できる提案がまとまりました。

その後，産業医会議では提案内容について合意が得られました。人事部から，各事業所の衛生管理者や人事総務の担当者など，事務方のスタッフにも話をして，さらに検討を進めていくことになりました。この過程では，これまでワーキンググループでは議論していなかった点も含め，さまざまな意見が得られました。一部では大幅に検

討内容の見直しが必要な場面もありましたが，今後，全事業所で年1回は管理職研修を行うこと，必要な内容が網羅できるように数年間かけて研修プログラムを展開していくことについては合意が得られ，翌年度の全社の安全衛生計画に盛り込まれることになりました。また，研修コンテンツ作成のための別のチームが立ち上がり，産業医だけでなく産業看護職を含めて，協力して活動を進めることができるようになりました。

(6) ポイント

①自分たちでわからないことがあれば，知っている人を探す

　馬場さんは「産業医で協力して課題を解決したい」と考えていましたが，実際にそうした活動の経験はなく，メンタルヘルス研修について提案を作るというワーキンググループの活動を，どのように進めてよいかわからない状況でした。

　そこで，人事部のマネジャーと統括産業医に相談をして，作業の進め方についてアドバイスをもらっています。自分たちだけで解決できないこと，わからないことがあれば，専門知識を持つ人や経験者を探して，その人に意見をもらいましょう。「専門家の意見」や「経験者の意見」によって，自分たちだけでは解決できない問題を乗り越えられるようになります。

②メンバーが行動しやすい環境を整える

　馬場さんは，ワーキンググループでの検討の進め方について，事前に人事部のマネジャーや統括産業医からアドバイスをもらいました。さらに，初回のミーティングには両者にも参加してもらい，メンバーを交えて今後の進め方を明確に決め，作業を進めやすい環境を作りました。

　各事業所の産業医が週に1回ミーティングをする，というのは，スケジュール調整がとても大変でしたが，事前に人事部のマネジャーから各事業所のマネジャーに話を通してもらっていたおかげで，なんとか日程を確保することができました。さらに，毎回の産業医会議で進捗を報告し，それぞれの事業所にも関連のあるテーマで意見を募ることで，会議での発言を増やすこともできました。このように関係者が行動しやすい環境を整えることも重要です。

③組織内の意思決定のプロセスを把握し，活用する

　組織の中には，どのように提案が行われ，どのような手順を経て最終的な決定にいたるのかという，意思決定の手順やプロセスが存在しています。明文化されていることもありますが，たいていは「部署内や組織内の慣習」として，わかりにくくなって

います。なかには「産業医会議」のように，意思決定のためのプロセスが存在していないかのような場面もありますが，よく観察すると，いくつかの手順や，キーパーソンが存在していることがわかります。取り組む内容や，影響する範囲が大きくなってくると，たくさんの手順・プロセス・キーパーソン・部署・委員会などが関わってきます。それまで存在に気づかなかった新たな障害物が，突然，立ちはだかってくるように思えるときもあります。

　組織の中で取り組みを進めていくときには，取り組みの内容に注力するだけではなく，どのような意思決定のプロセスが関わっているのか，あるいは，今後関わってきそうか，常に注意しておきましょう。たとえば，予算を取る時期はいつか，翌年度の安全衛生計画を立案する時期はいつか，誰が起案して，どのような提案・承認の手順を経るのか，というようなことを知っておくことは重要です。

　どれほど面倒でも，社内のプロセスを無視して強行突破することはできません。まわり道に見えても，そうしたプロセスを積極的に活用し，理解者・賛同者・協力者を少しずつ増やしていくほうが，最終的にアイディアの実現が早まることがあります。

第4節
事例3：ストレスチェック後の職場環境改善活動の導入を行なった産業心理職の事例

　ストレスチェックの集団分析の結果を踏まえた事後措置として，従業員参加型の職場環境改善の導入を試み，結果的に手挙げ式の管理職主導型の職場環境改善の展開を行った産業心理職の事例です。

この事例で学べるポイント

- 関係者の「一緒に作り上げた感」を大事にする。
- 柔軟に目標設定を見直す。
- 会社の歴史・風土・価値観・文化を考慮する。
- 大きな視点から活動の意義をとらえなおす。

- 事業所…………株式会社 AUG 製作所。全社の従業員数約１万５千名。全国に約100の事業場
- 産業保健体制…常勤の産業保健スタッフは15名。そのうち８名でメンタルヘルス対策プロジェクトを進めることになり，一次予防，二次予防，三次予防の対策をそれぞれ分担している。
- 主な登場人物…佐藤さん（産業心理職，入職して５年目）

1. 場面１：佐藤さんと産業保健師で一次予防のための取り組み案をまとめて，メンタルヘルス対策チーム全体に提案して合意を得る

　産業保健スタッフの佐藤さんは，もう一人の産業看護職とペアで，ストレスチェック後の職場環境改善活動の導入を担当し，施策の検討と立案を行うことになりました。人事部への提案および上層部の決裁に向けて，まずはプロジェクトチーム内で合意できる提案内容を作ることが求められていました。

　当初，佐藤さんと産業保健師は，労働者のストレス改善に効果があるという科学的根拠にもとづき，従業員参加型の職場環境改善活動を実施したいと考えていました。しかし，ストレスチェックの結果の説明や，職場環境改善ワークショップの開催，グループ討議のファシリテーションなど，事業所の業務量が増えてしまうことを懸念して，一部の産業保健スタッフからは反対の意見も出ていました。そこで佐藤さんたちは，社内の産業保健スタッフにも納得してもらえる案を考えなければなりませんでした。

(1) 現時点での目標

　ストレスチェックの集団分析結果を活用した一次予防対策について，業務負担が増えることを懸念している産業保健スタッフにも合意してもらいやすいような案を作る。

(2) 状況をみる

　プロジェクトに参加している産業保健スタッフは，全員が社外での勉強会や研修に参加していたため，従業員参加型の職場環境改善活動の意義を理解していました。しかし，プロジェクトメンバーからも，事業所の業務量が増えることを懸念する意見が

ありました。また，プロジェクトチーム以外の産業保健スタッフからも「今でも業務量が多くて忙しいのに，これ以上メンタルヘルス対策の業務が増えるのは困る」「なぜやらないといけないのか」という，明確な反対意見も出ていました。

(3) そこから考える

　各事業所の産業保健スタッフに「やらされ感」や「負担感」があると，合意できる提案内容がまとまらないばかりか，実施しても，十分な効果が得られなかったり，活動が形骸化したりする懸念がありました。佐藤さんは，プロジェクトを成功させるために，事業所の産業保健スタッフが全員，活動の意義を理解し，前向きになって取り組む必要があると考えました。

　そのためには，それぞれの産業保健スタッフの課題感や価値観に合わせ，集団での納得感が出るように進めることや，業務負担を軽減する工夫を行うことが必要です。しかし，プロジェクトメンバーで話し合っているだけでは，一人ひとりの産業保健スタッフと十分に意見交換をすることはできません。それぞれの産業保健スタッフの気持ちやニーズを聞き取り，一人ひとりが自分の意見を反映してもらえたと感じられるような工夫が必要であると考えられました。

(4) どんな取り組みをするか

　各事業所の産業保健スタッフ一人ひとりにヒアリングを行いました。職場環境改善活動の意義や効果を伝えたうえで，仮にこの対策を導入するとして，実際の職場環境改善活動業務をどのように行うとよさそうか，実際の業務負担の見積もりはどの程度かなどを聞き取り，施策の内容に反映していきました。たとえば，職場環境改善活動の全体をすべて事業所内のスタッフが行うのではなく，事業所のスタッフは各職場からの問い合わせ窓口の部分のみ担当し，その後の施策の導入・実施・フォローは本社のスタッフが実施する，ということにしました。また，特に発言力や影響力の大きい産業医には事前に複数回の説明を行うなど根回しを行い，スムーズな合意形成を目指しました。

　ヒアリングを行なっている最中に，産業保健スタッフから否定的な意見が出てきた場合には，なぜそう感じるのか，事業所の状況やニーズをていねいに質問し，一つひとつ解決策を一緒に検討するようにしました。現場の手間や仕事が増えることがないように本社スタッフと業務を分担する案を検討したり，誤解を解くためにていねいに事業所の産業保健スタッフに説明したりしました。

(5) 結果，どうなったか

　各事業所の産業保健スタッフの意見を取り入れた結果，職場環境改善活動を全職場で実施するのではなく，実施を希望する職場のみを対象とする手挙げ方式とし，また，現場の事業所のスタッフと本社のスタッフとで業務を分担し，現場の業務負担を極力負担する形で手順をまとめ，人事部側に提案していくことになりました。

　本来の目的であった，全職場を対象とした形にはなりませんでしたが，現場の声を反映したより具体的で，実現可能な案を経て，全体の納得感のある形になり，プロジェクトチーム内の合意が得られました。

(6) ポイント

　この場面からは，産業保健の現場で取り組みを進めるにあたって，次のようなことを学ぶことができます。

①関係者の「一緒に作り上げた感」を大事にする

　新しい取り組みでは，関係者のそれぞれの課題感や価値観を聞き，それを受け止めたうえで取り組みについて相談し，意見を反映することで「一緒に作り上げた感」ができ，集団全体で納得感を持って進めることができました。産業保健スタッフそれぞれの意見が尊重されることで，プロジェクトの円滑な運用やプロジェクトへの積極的な参画につながります。

②柔軟に目標設定を見直す

　当初は全職場を対象とした従業員参加型の職場環境改善活動を実施したいと考えていましたが，現場に負担が大きいという意見があり，まずは手挙げ式とすることで，現実的な目標設定に変更されました。当初の内容にこだわらず，まずは施策をスタートさせることを優先したことで，産業保健スタッフの合意にこぎつけ，実現に向けて前に進むことができました。

2. 場面2：人事部に「手挙げ式の従業員参加型の職場環境改善活動」を提案したが，反対されたため，提案内容を変更して実装していく

　産業保健スタッフの合意を得られたことで，メンタルヘルス対策チームから「手挙げ式の従業員参加型の職場環境改善活動」を人事部に提案する準備がまとまりまし

た。人事部への提案は，他の対策と合わせてプロジェクトのリーダーが行いました。しかし，人事部からは承認されず，提案内容を再検討することになりました。

　後から佐藤さんが人事の人に話を聞くと，この会社では過去に労使関係が対立した時期があったため，ストレスチェックの結果を受けて従業員同士が意見交換をすると，管理監督者と従業員との対立が生じ，かえって職場運営に悪影響が出るのではないかという懸念が強いとのことでした。

　佐藤さんを含め，産業保健スタッフには従業員参加型の方法が最善であると考えている人も多く，いろいろと準備を重ねてきた提案が承認されなかったことへの落胆は大きいものでした。

(1) 現時点での目標

　実際に社内で取り組みを行うために提案の修正を行い，人事部の承認を得ること。

(2) 状況をみる

　人事部，労組などの複数の関係者に話を聞いたところ，従業員参加型の職場環境改善活動に対して，労働者と管理職・経営側の対立が激しくなるようなことが生じるのではないか，という懸念は大きい様子でした。この会社では過去にそういったことを経験していたため，人事部や経営層の不安はかなり強く，現状案では施策の承認は難しそうでした。

　一方で，これまでさまざまな準備を進めてきた産業保健スタッフ内では落胆は大きく，「専門家の意見を軽視している」「社員のことを信頼していないのではないか」というような怒りの声も聞こえてきます。

　ただ，ここまでの検討過程において，人事部の担当者に提案内容を事前に相談したり，意見を聞いたりしたことはありませんでした。なんとなく，産業保健スタッフと人事部門とのあいだには距離があり，相談しにくい雰囲気があったからです。

(3) そこから考える

　会社の歴史や伝統的な社風は会社の意思決定のあり方に大きな影響を与えることがわかり，ここで当初の案を強行に主張すると，取り組み自体が実施できなくなる可能性があると考えられました。ただ，そうした社風の部分は，産業保健スタッフだけの議論ではあまり話題にのぼりませんでした。佐藤さんたちは，事前に，人事部など社内の他の関係者から意見を聞いておくことの重要性を痛感しました。

　さらに，一度に大きな変化を受け入れてもらうのは難しく，まずは小規模の活動や，人事部が受け入れられる程度の活動からスタートして社内の成功事例を積み，将

来的な展開に備えるほうが懸命かもしれないと考えられました。

　また，これまで何度も検討してきた内容に対して人事部の同意が得られなかったため，自分たちの取り組みや存在意義を否定されたと感じ，ショックを受けているメンバーもいました。佐藤さん自身も落胆を感じていましたが，大きな変化をもたらすときに反対意見が出るのは当然のことかもしれないと考えました。これまでの社内の歴史から考えても，今回のような反応があることも理解できました。

(4)　どんな取り組みをするか

　まず，検討メンバー同士で，せっかくの提案に反対されたことについての気持ちを話し合いました。二人とも，最初はグチをこぼしていただけでしたが，お互いに思っていることを話すことができ，メンタルヘルス対策をスタートさせるには，まずはどうにかして，社内で提案が受け入れられるようにしなければいけない，と気を取り直すことができました。

　そこで，社内の懸念をクリアするために，人事部や労組側のメンバーとも意見交換を行いました。その結果，社内の関係者からは「ストレスチェックの結果を受けて社員が自由にディスカッションするという取り組みへの不安は，すぐには消えない」「新しい取り組みにはかなり慎重。十分に長い時間検討するか，まずはトライアルで小規模の活動を始め，社内の成功事例を積み上げながら，徐々に広げていくやり方でないと難しい」という意見も聞かれました。

　そこで，従業員参加型の職場環境改善ではなく，管理職主導型の職場環境改善を実施する案に練り直しました。また，全事業所で一斉に取り組みを開始するのではなく，受け入れてくれるいくつかの事業所から取り組みを始め，まずは社内実績をつくることにし，施策の内容を修正して，再度，人事部との話し合いにのぞみました。

(5)　結果，どうなったか

　管理職主導型の職場環境改善活動の案に変更して提案したところ，人事部内で承認されました。その後，上層部の許可も得られ，正式な社内の活動として翌年度から取り組みを実施することになりました。初年度は，いくつかの事業所で，関心がある職場を募って社内実績をつくり，効果が得られていることを提示することで，活動を実施する事業所は徐々に増えていきました。

　さらに数年後には，一部の事業所で従業員参加型の職場環境改善活動がトライアルで実施できるようになりました。実施した職場では，当初懸念されていたような職場内の対立も生じず，参加した社員からも好意的な反応が返ってきました。また，トライアルを実施した職場では，翌年度のストレスチェックの組織分析の点数が改善する

という結果も得られ，従業員参加型の職場環境改善活動に対する人事部の理解はより前向きになり，より多くの事業所に活動が広がっていきました。

（6）ポイント

この場面からは，産業保健の現場で取り組みを進めるにあたって，次のようなことを学ぶことができます。

①会社の歴史・風土・価値観・文化を考慮する

組織の中で意思決定が行われる際には，会社の歴史・風土・価値観・文化などが，意思決定のプロセスに大きな影響を与えます。当初，従業員参加型の職場環境改善活動は人事部からの反対で実現することはできませんでした。「ストレスチェックの結果を踏まえて従業員が自由に意見交換する」という活動への懸念が大きかったことが原因でした。それらを考慮して，より受け入れられやすい「管理職主導型の活動」や，「小規模の職場でのトライアル結果を踏まえて徐々に展開」する案に変更したところ，実施の承認がおりました。健康施策の実施にあたっては，それぞれの会社の歴史・風土・価値観・文化に沿った内容であることが承認の可能性を高めます。

②大きな視点から活動の意義をとらえなおす

従業員参加型の職場環境改善活動の全社展開の提案は承認されませんでしたが，「メンタルヘルス不調の一次予防を行う」という大枠に戻って意義をとらえなおすことで，ひとつのやり方に固執せず，関係者のニーズを踏まえて複数のアイディアを柔軟に検討できました。今回は，まずは管理職主導型の活動に切り替えて，活動を小規模から実施するという当面のゴールを設定しました。そのうえで「社内実績を作りながら実施範囲を広げ，さらに数年後には従業員参加型の職場環境改善活動をトライアルで実施する」という新しい目標を設定でき，当初のビジョンと整合性がとれる形でゴールを認識することができました。

第5節
まとめ

紹介したどの事例でも，現場の産業保健スタッフは目の前の現状について注意深く観察し，周囲の人たちに働きかけ，徐々に巻き込む範囲を広げていき，産業保健スタッフとしてやりたいことを実現するために行動しています。

私たちは本章で紹介したように，勤続年数や立場にかかわらず，誰もが産業保健ス
タッフとしてやりたいと思ったことの実現に向けて行動でき，変化を起こすことがで
きると考えています。そして，各事例で紹介したポイントがまさにそのために必要な
リーダーシップの発揮につながるものだと思っています。これが，私たちの提唱する
「誰でもリーダーシップ」です。

　本章で紹介したポイントは，いずれも一つひとつは文章にして読むと小さな行動や
当たり前の考え方に見えますが，自分が実際に行動するとなると，意外と難しいもの
です。また，どの事例でも，ビジョンを実現するためのリーダーシップの発揮プロセ
スは，平坦な道のりではないことが見て取れます。事例で紹介されていたポイントを
踏まえて，自分はどんな行動を取ることができるかを考えてみると，より理解が深ま
り，現実で直面している困難を打開するためのヒントが得られるかもしれません。

　第2章で紹介されたいくつかの理論は，あらゆる状況において私たちがどう考える
べきかを助けてくれる羅針盤の役割を果たします。理論に基づいてリアルなストー
リーのエッセンスを紐解いたことで，読者の皆様がリーダーシップを発揮する助けに
なればと思っています。

　やりたいことの実現は，決してひとりではできません。なにか変化を起こそうと
思ったときにはいつでも，誰かを巻き込む必要があります。そのためにはリーダー
シップが必要です。そして，そのリーダーシップは「すごいリーダー」が発揮するも
のではなく，私たち一人ひとりが発揮できるのだということが，本書を通じて少しで
も皆様に伝われば幸いです。

組織風土に合わせて外部の専門家を活用する

　産業保健活動において，自分の理想とする取り組みを進めるためには，他の産業保健スタッフや当該部門メンバーを巻き込む必要があります。特に，社内の関係者の協力を得るためには，誰にどのようなニーズがあり，どんな説明や情報提供が必要なのかを考えることが重要です。また，協力を得たい関係者には誰から話をすることが効果的かも検討する必要があります。組織内の上役（上司や経営層など）の意見，現場の声，同業他社の状況，外部の専門家の助言など，どのような立場の人から話をしてもらうと関心を持ってもらえそうかを考えることで，関係者の協力を得やすくなる可能性があります。

　ある事例では，職場のメンタルヘルス対策にあまり関心のない産業保健スタッフとも課題を共有し意識合わせをするための工夫として，外部の専門家を招いて勉強会を行い，職場のメンタルヘルス対策の重要性や具体的な手法についてみんなで学ぶ機会を作りました。この職場では，専門家の意見を尊重して意思決定が行われる組織の風土があったため，企業内の担当者が職場のメンタルヘルス対策推進のための具体的な提案をする前に，外部の専門家から対策の重要性や他企業の好事例，対策の費用対効果などを説明してもらうことで，関係者間で職場のメンタルヘルス対策の重要性や企業内の現状の課題について共通理解を持つことができ，その後の具体策の検討および対策の推進につなげることができました。このように，当該活動にあまり関心のない関係者を巻き込むために，外部の専門家を活用して活動に関する有益な情報提供を行うことで，関係者の関心を高めることができる場合があります。

　また，他の事例では，複数の対策案があり，関係者間でなかなか意見や方針がまとまらない場合に，外部の専門家から対策への助言を得ることで，関係者間の共通理解の促進や方針の統一に役立った，との報告もあります。このように，職場内の関係者の関心が低い場合や，関係者間で意見が分かれている場合などに，外部の専門家を活用することで対策の推進につなげることができる可能性があります。

　自分よりも立場や専門性が上の人に説明するときや，社内に知見がない場合，専門家の意見に重きを置く風土がある場合（上記事例）などでは，外部の専門家を活用す

ることで取り組みに対して関係者を動機付けやすくなるので，活用を検討してみましょう。また，その際には外部の専門家にどのように関わってもらうと関係者に受け入れられやすいかなど，対象となる職場組織の風土に合わせた方法を選ぶことが重要です。

　必要なときに外部の専門家を活用するための準備として，日頃から職場のメンタルヘルス対策について相談可能な外部の専門家を探しておくとよいでしょう。そのためには，学会や研修会等に積極的に参加して情報収集を行い，自分が今後リーダーシップを発揮したいと考えている活動に関する専門家を見つけておくことが役立ちます。

第 **4** 章

困ったときの「誰でもリーダーシップ」ワーク集

本章で得られるもの

- 職場でリーダーシップを発揮することが難しいと感じたときに,「リーダーシップを発揮することが困難なときのワークシート」を使って自分と周りの状況を整理できるようになる。
- 「リーダーシップを発揮することが困難なときのワークシート」で整理した結果をもとにグループワークに取り組むことで,自分ひとりでは気づけなかった新たな視点や解決策など「ありたい姿（実現したい理想の姿）」を目指すためのヒントが得られる。

リーダーシップを発揮することが困難な場合

　近年，多様化する産業保健上のニーズに応える能力として，産業保健専門職のリーダーシップが注目されています。皆さんも，職場で自らが考える産業保健の「ビジョン」を実現するためにリーダーシップを発揮しようとして，うまくいかなかった経験があるのではないでしょうか。

　本章では，産業保健専門職が職場でリーダーシップを発揮することが難しいと感じたときに，自分と周りの状況を整理し，リーダーシップを発揮するヒントを見つけるために役立つ「リーダーシップを発揮することが困難なときのワークシート」を紹介し，個人でワークに取り組むときの活用法と，個人ワークの結果を持ち寄ってグループワークに取り組む方法を解説します。なお，「ビジョン」という言葉からは大きな未来をイメージしやすいので，第4章ではワークに取り組むときに「目の前の具体的な状況がどうあってほしいか」について考えやすくするために，「ビジョン」の代わりに「ありたい姿（実現したい理想の姿）」という言葉を用いています。

　産業保健スタッフの方々を対象に，本ワークシートに実際に取り組んでいただいたアンケートの結果では，9割程度の方々が「役に立った」と回答し，7割程度の方々が「満足」と回答しています。また，「課題を詳細に振り返ることができた」「起こっている問題に対して視野が狭くなっていた状況を客観的に見直すことができた」「ワークに取り組むことで，自分の目指すありたい姿と現実とのギャップを認識できた」などの感想をいただいています。職場でリーダーシップを発揮することが難しいと感じている方は，ぜひ取り組んでみてください。

困難な状況を自分で分析する（ワークシートの活用）

1. ワークに取り組む流れ

　本節では，産業保健専門職が職場でリーダーシップを発揮することが難しいと感じたときに，自分と周りの状況を整理し，リーダーシップを発揮するヒントを見つけるために役立つ「リーダーシップを発揮することが困難なときのワークシート」の活用法を解説します。ワークに取り組むことで，皆さんが目指す産業保健の「ありたい姿」に向けて行動するモチベーションを高めたり，新たな方向性を見出したり，「あ

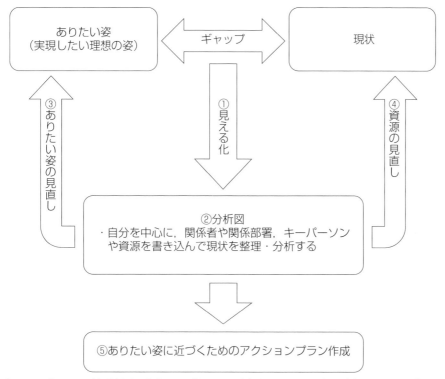

① リーダーシップを発揮するうえでの「ありたい姿」と，ありたい姿に到達していない「現状」を書き出して整理しましょう。さらに，「ありたい姿」と「現状」のギャップについて「分析図」を作成し，困難になっている理由を「見える化」します。

② 次に「分析図」を見ながら，現在の状況を改めて振り返り，整理しましょう。

③ ①，②を通して，本当に目指したい「ありたい姿」を見直しましょう。

④ ②の「分析図」での整理をもとに，これまで気づいていなかったり見落としていた資源も含めて，リーダーシップを発揮するために役立つ資源を書き出しましょう。

⑤ 最後に，本当に目指したい「ありたい姿」に近づくための具体的なアクションプランを作成しましょう。アクションプランを立てるときには，「リーダーシップの発揮に役立つアクション集」も活用できます。

＊ 「ありたい姿」とは，あなたが目指す産業保健の実現したい理想の姿のことです。組織やチームにとっての目標（心の健康づくり計画や健康管理指針）に準ずるものではありません。

＊ 「分析図」とは，自分を中心に，関係者や関係部署，キーパーソンや資源を書き込んで現状を整理・分析するための図を指します。

＊ 資源とは，人，組織外の関係者，隠れたチャンスなどのような，現状の助けとなる要因のことを指します。

図7 「リーダーシップを発揮することが困難なときのワークシート」に取り組む流れ

りたい姿」を目指すためのヒントを得たりすることができます。大まかには図7のような流れでワークを進めていきます。

表6 「リーダーシップを発揮することが困難なときのワークシート」活用場面例

個人の課題	周囲との課題
「ありたい姿」を実現するために…… ・具体的に誰に何を依頼したらよいのかわからない。 ・取り組みを進めるための権限がない。 ・どのようにリーダーシップを発揮したらよいのかわからない。 ・自分がどこまでやるべきか迷う。 ・どこから手をつけたらよいのかわからない。 ・自分自身がどこまでできるか確信が持てない。 ・課題が多くて取り組む気力がわかない ・現時点で自分が考えている「ありたい姿」が明確でない，現実的でないと感じる。 　　　　　　　　　　　　　　など	・チームメンバーがそれぞれ目指している「ありたい姿」が異なっている。 ・チームメンバーで十分な情報共有が難しい。 ・一緒に取り組んでくれる人，取り組みを助けてくれる人が見つけられない。 ・チームメンバーや産業保健に関わるその他の関係者の考えや価値観がわからない。 ・自分の提案する取り組みに対して反対意見が多い。 ・自分の意見に理解や賛同してくれる人が少ない。 　　　　　　　　　　　　　　など

2. どんな場面で活用できるか

表6に示すように「ありたい姿（実現したい理想の姿）」に向けて行動しようとしていろいろな課題や困難に直面したときに，本ワークが活用できます。

3. 本ワークで使用するもの

下記を使用します。必要に応じてホームページ（http://www.seishinshobo.co.jp/book/b603530.html）より入手してください。

・リーダーシップを発揮することが困難なときのワークシート（個人用）（付録2参照）
・「誰でもリーダーシップ」の発揮に役立つアクション集（付録7参照）

4. ワーク全体の流れ

本ワークに取り組むためには，表7で示すように全体で少なくとも60分程度の時間が必要です。特に，ステップ1の「ワークシートを書いて現状を整理する」に十分に時間をかけて取り組む場合は，さらに60分程度，合計で2時間以上の時間が必要になる場合もあります。

表7　ワークの流れと所要時間の目安

取り組みの流れ	取り組む内容（所要時間の目安）	使用するもの
ステップ1	ワークシートを書いて現状を整理する （35分〜1時間程度）	ワークシート
ステップ2	アクション集を活用する（15分程度）	アクション集
ステップ3	アクションプランを立てる（10分程度）	ワークシート

　本ワークを十分に活用するためには，「リーダーシップを発揮することが困難なときのワークシート」で現状をていねいに整理することがとても重要になるので，しっかり時間をかけて取り組んでいただくことをお勧めします。

5. ワークシートの構成

　「リーダーシップを発揮することが困難なときのワークシート」は表8に示す項目から構成されています。次のページから，本ワークシートを活用するための具体的な手順を，「保健師山崎さんが実際にワークに取り組んだ際の例」とともに解説していきます。

表8　「リーダーシップを発揮することが困難なときのワークシート」項目一覧

項目	内容
1	自分の困難な状況にタイトルをつける
2	組織の属性情報や特徴を書く
3	「ありたい姿」を考えて書いてみる
4	現在の状況を文章にしてみる
5	現在の状況を分析図に描いてみる
6	自分のありたい姿を見直してみる
7	今ある資源（人，組織外の関係者，隠れたチャンスなどのような，現状の助けとなる要因）を書き出してみる
8	困難を乗り越えるためのアクションのアイディアをリストアップする
9	具体的なアクションプランを立てる

山崎さん（保健師）
　全国1万人規模のIT企業の東京本社勤務。勤務歴10年。本社健康管理センターに3人いる保健師のうち，中堅に当たる。これまで社内外で培ってきた経験や人脈をもとに，職場のメンタルヘルスの現状をより良い方向にすることを願って日々業務に取り組んでいる。

一方で，自身が目指す職場のメンタルヘルスのありたい姿を実現するうえでの大きな課題として，同じ組織で社員の健康という同じ目標がありながら，本社と各事業所間に存在するさまざまな齟齬や協働の難しさを感じている。各事業所の産業保健スタッフとのより良い協働のために，自分なりに工夫して取り組んでいたつもりだが，状況は一向に改善せず，このところ悩むことが多かったため，解決の糸口をつかむために，本ワークに取り組むことにした。

6. ワークに取り組む手順

(1) ステップ1　ワークシートを書いて現状を整理する

①自分の困難な状況にタイトルをつける

　最初に，自分が抱える困難事例を表すタイトルを書きます。「○○な事例（状況）です」と簡潔に説明するとしたら，どのように表現するかを考えて書きましょう。ワークシートを書き進んだ段階で修正してもかまいませんので，ひとまずこの段階で思いついたタイトルを書きましょう。

タイトル（山崎さんの記入例）

全国の拠点と意識合わせが困難な事例

②組織の属性情報や特徴を書く

　困難な状況が起きている組織・チームの属性情報や特徴を書き出していきます。下記の項目を中心に，組織の特徴がわかるように書きましょう。

所属組織の概要

　会社全体の規模や事業所の規模，所属する組織・チームの規模を書きましょう。あわせて，担当する事業場のある地域や部署の名前も書きましょう。

所属組織が担う業務

　自分が所属する組織が担っている業務について書きましょう。

所属組織の人員構成

　チームの人数，どのような職位・立場・役割のメンバーがいるか書き出しましょう。

指示命令系統

　誰が決定権を持っているか，業務の指示命令系統について整理してみましょう。公

式な指示命令系統に加えて，非公式に及ぼされる影響も含めて整理しましょう（たとえば，決定権を持っている人が産業保健について経験が浅く，決定権を持たないが経験年数の長いチームメンバーの意向が強く反映されるなど）。

所属組織の組織図

簡単な図にしてみましょう。

組織の属性情報や特徴（山崎さんの記入例）

- 全国１万人規模の企業（IT 業）の東京本社。
- 自分は健康管理センターで，２名の保健師と分担し，東京本社の建屋1,200名の健康管理を担っている。主に自分が担当している従業員の異動や健康管理センターが企画立案した施策の伝達などの場面で，主要事業所の保健師や総務担当者と連携しながら，実務を行っている。
- 組織としては，総務部内にあり，総務部長が健康管理センター長を兼任している。
- 健康管理センターメンバー：総務部員２名，保健師３名，専属産業医１名，非常勤精神科医（月２日，非産業医）１名
- 全社施策については，これまで，主に総務部員が施策を立案しており，保健師や産業医は最終確認の際に意見を求められる程度である。保健師業務としては，健康診断の結果に基づく健康指導・職場復帰支援の際の保健師面談や人事制度の説明の他，産業医面談などの調整や，産業医に対する会社側の窓口などの業務を担っている。
- 自身の立場：保健師

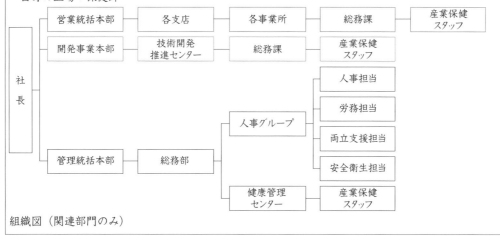

組織図（関連部門のみ）

③「ありたい姿」を考えて書いてみる

自分がリーダーシップを発揮するうえで，「こうありたい」と思う姿を文章にしてみましょう。ここでは，事業場や事業所など，組織やチームにとっての目標（心の健康づくり計画や健康管理指針に準ずるもの）ではなく，あなたが目指す産業保健の「ありたい姿」（実現したい理想の姿）を書いてみましょう。

本ワークでは，ここで書かれた「ありたい姿」について，この後のワーク（「現在の状況を文章にしてみる」「現在の状況を分析図に描いてみる」）で現状を分析した後

で再度振り返るので，今の段階では「ありたい姿」はぼんやりした仮のものでもかまいません。自分自身のあり方でもかまいませんし，自分と他の人との関係でもかまいません。また，職場やチーム全体のあり方でもかまいません。

「ありたい姿」（山崎さんの記入例）

各拠点の産業保健スタッフ，総務部門と本社の健康管理部門の意識が合い，同じ目標を実現すべく，各自が役割を理解していること。また，役割を遂行するために必要な知識を持っていること。職場復帰支援の手順や基準が事業所間で統一されていること。

④現在の状況を文章にしてみる

「ありたい姿」に対して，今現在はどのような状況になっているかを文章で書いてみましょう。指示命令系統のあり方や，情報共有の仕方，チームメンバーのコミュニケーションの特徴などです。困難な状況になっている理由と思われることについても，詳しく書きましょう。

現在の状況（山崎さんの記入例）

- 東京本社の健康管理センターは総務部に所属しているが，各事業所では健康管理業務や人事管理業務を総務課が行っており，産業保健スタッフも総務課の所属となっている。また，以前から，事業所の産業保健活動はそれぞれ自律的に運営されてきたため，東京本社の健康管理センターから方針や施策が伝えられても，事業所の活動になかなか反映されない。
- 日々の現場での業務は，個々の産業保健スタッフに委ねられており，お互い相談しながら行っている。組織への介入の際や現場で解決が難しい事象に関しては，総務部長兼センター長に直接相談をしている。人事制度の詳しい説明を求められた際や人事への確認が必要な際には，センター長に相談し，センター長より人事担当者へ指示が出る。センター長や人事担当者が面談に同席する場面もあるが，困難事例に限られる。
- 復職の判断や休職中の対応など，事業所によってまちまちである。地方の事業所でメンタルヘルス不調から復職した経験を持つ従業員が本社に異動になり，その後再発したようなケースで，運用が異なるため，当該従業員が戸惑うという事例が散見される。
- 判断の基準が拠点ごとで異なっているため，拠点での判断の後，本社の決済のための会議で復職が認められないケースがあり，各事業所は，対本社という対決姿勢である。
- 本社から異動したフォロー者について，保健師間で申し送りをする際に連携を取ると，ときにつっけんどんだったり，「そんな厄介な人を送り込んで本社はよいわね」といった攻撃的な返答を受けることがある。

⑤現在の状況を分析図に描いてみる
図の作成

最初に，④で整理した「現在の状況」を図にしてみましょう。まずはあなた自身を「自分」として○で囲んで図の中心において，書き始めてみましょう。

関わる人の書き入れ

「自分」の周りに，所属組織の他のメンバーも書き込んでいきます。その後，所属組織全体を大きな□で囲み，所属組織とつながりのある他の組織や人も書き込んでいきます。

関係性の書き入れ

一通り記入できたら，組織や人同士を矢印でつなぎ，関係性の特徴を短く書き込みます。一方向の場合もあれば，双方向にひかれる場合もあります。関係の強いところを実線，関係の弱いところを破線で表現するのもよいでしょう。関係のあるところのみ矢印をひくようにしましょう。

関係性の質がより理解しやすくなるように，「助け合っている」「利害が不一致」など，言葉で説明を書き込むようにしましょう。

組織の公式な指示命令系統に加えて，非公式に影響があれば，非公式な影響であることを明示したうえでそれも書き込みましょう。

組織や関係者の特徴

分析図の下に，それぞれの組織や関係者の特徴を書き出してみましょう。性格や価値観，その組織や人が目指していることなどを書きます。自分と異なる部分や共通する部分について分析しましょう。

キーパーソン

現在の困難な状況を変えるきっかけをつくるためや，「ありたい姿」を実現するためのキーパーソンとなる人に★で印をつけましょう。最初に働きかけるとよさそうな人や，協力者になってくれそうな人，「ありたい姿」を実現していく中で重要な役割を担ってくれそうな人に印をつけます。

図を書き終えたら，次の点を確認してみましょう。

- リーダーシップを発揮するのが困難な理由はどこにありそうか検討しましょう。
- 助けになってくれそうな人（資源にあたる人）が抜けていないか確認し，抜けていたら書き加えましょう。
- 組織外や事業場外の関係者が抜けていないか確認し，書き加えましょう。

振り返り

分析図ができたら，改めて分析図を振り返って気づいたことを整理しましょう。

分析例（記入例）

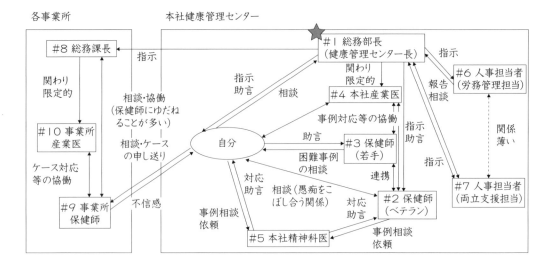

分析図から得られた気づきの整理（山崎さんの記入例）

・本社も事業所も，保健師の実務についてはそれぞれの保健師任せとなっている。
・産業医の関わりがケース対応に限られている。
・全体を俯瞰し，指示を出す役割を担う機能（職務・ポジション）があまりない。

⑥自分の「ありたい姿」を見直してみる

　現状の整理ができたら，③で書いた「ありたい姿」と「現状」を見比べて，やりたいことを実現しようとするうえでの困難や，実現できていない理由について考えてみましょう。もし，自分のありたい姿が組織のありたい姿とうまく一致しないことが困難の要因となっている場合は，どこが一致していて，どこが違うのか考えてみましょう。自分のありたい姿が組織のビジョンに合っているかわからない場合は，自組織のビジョンについて調べたり，どんな方法で知ることができるか考えてみると，「ありたい姿」を実現するためのヒントが得られることがあります。

　また，現状やありたい姿について文章にして振り返ることで，自分が大切だと考えていることや，周りの人が大切にしていることへの理解や洞察がより深まり，どうすれば「ありたい姿」に少しでも近づけるか，自分が目指す「ありたい姿」はどんなものなのか，といった点に対して新たな気づきを得ることができます。それをふまえて，改めて自分が目指す「ありたい姿」について，どんな働きかけや活動をすることで，どんな未来を実現したいと考えているのか，具体的に文章で表現してみましょう。その結果，最初に書いた「ありたい姿」と変わってくるところがあれば，新たな

関係者の特徴（山崎さんの記入例）

#1 本社総務部長（健康管理センター長）
➤ 総務部長が健康管理センター長を兼任しているが，これまで人事畑を歩んできており経験豊富。健康経営にも関心が強く，人当たりも良い。会社の上層部ともコネクションが強いとのこと。

#2 本社保健師（ベテラン）
➤ 本社内外で長く勤務をしており，課題認識は共有しているものの，持ち担当が多く，日々の業務に忙殺されている。社内に知人は多い。

#3 本社保健師（若手）
➤ 入社3年目の保健師。課題認識は共有しているが，保健師の中でも若手に属し，周囲へ意見を言うことは少ない。また，複雑なケース対応がまだ難しいこともあり，日々の対応で手いっぱいの様子。

#4 本社産業医
➤ 社員ではなく，業務委託契約ということもあり，社内向けに発言する機会は少ない。日々の業務は保健師が窓口となっている。センター長との接点は，センター発の施策等の最終確認時や自身の契約更新のときなどに限定される。

#5 本社精神科産業医
➤ 非常勤であり，事業所の保健師が実務のほとんどを担い，業務は職場巡視や産業判断を要する業務に限定される。総務課長との接点はほとんどなく，基本的に保健師が会社の窓口となっている。

#6 本社人事担当者（労務管理担当）
➤ 勤務時間等の労務管理を主とする実務担当者。衛生委員会で顔を合わせる程度で，保健師とのかかわりは薄い。両立支援担当の人事担当者とは限られた場面のみ関わるとのこと。

#7 本社人事担当者（両立支援担当）
➤ 障害者雇用，育児両立支援を主とする実務担当者。雇い入れ時健診や両立のための産業医面談の依頼など限られた接点しかない。労務管理担当の人事担当者とは限られた場面のみ関わるとのこと。

#8 事業所の総務課長
➤ 3年程度で交代する。業務が多岐にわたって多忙なため，実務は拠点の保健師に委ねているケースが多い。

#9 事業所の保健師
➤ 50～60代の再雇用まで，ベテラン揃い。各拠点のことは熟知している。一方で，長年培ったやり方があり，新しい提案には反対することが多い。

#10 事業所の産業医
➤ 非常勤であり，事業所の保健師が実務のほとんどを担い，業務は職場巡視や産業判断を要する業務に限定される。総務課長との接点はほとんどなく，基本的に保健師が会社の窓口となっている。

文章で「ありたい姿」を書いてみましょう。

　自分の「ありたい姿」について振り返っているうちに，「ありたい姿」が自分の想いと組織のビジョンとのあいだで揺れ動いてよくわからなくなったり，考えるほどに思い悩んでしまったりすることがあります。自分が目指す「ありたい姿」がより明確に表現できるようになるためには，立ち止まって考えることはとても大切です。「ありたい姿」に向かって行きつ戻りつしながら，組織のビジョンにチャレンジしていく

ことが，リーダーシップを発揮することにつながります。

　自分の目指す「ありたい姿」がよくわからなくなったときは，以下のように自分に問いかけてみましょう。

　　自分の目指す「ありたい姿」を実現できたとしたら
　　　•社員はどうなっていますか。
　　　•それぞれの部署はどうなっていますか。
　　　•職場環境はどうなっていますか。
　　　•自分たちが働いている産業保健部門はどうなっていますか。
　　　•現状と違うのはどういうところでしょうか。

　ありたい姿の見直しができたら，ありたい姿が実現されたその先に取り組みたいと考えていることも書き加えてみましょう。たとえば，自分のありたい姿として「社員が協力し合いながら健康でいきいき働けることを支援する」や「産業医，保健師，人事，心理職，人材開発，現場が連携して健康増進に取り組める仕組みを作る」と書いた場合は，それが実現したその先にやりたいことを書きましょう。

ありたい姿の見直し

山崎さんがワーク3で記入した「ありたい姿」

> 　各拠点の産業保健スタッフ，総務部門と本社の健康管理部門の意識が合い，同じ目標を実現すべく，各自が役割を理解していること。また，役割を遂行するために必要な知識を持っていること。職場復帰支援の手順や基準が事業所間で統一されていること。

ありたい姿の見直し（山崎さんの記入例）

> 　知識の差によるコミュニケーションギャップがなくなり，お互いの縄張り意識にこだわるのではなく，従業員の健康を守るという共通の目的を共有し，その実現のために協力を惜しまず，従業員がどこに行っても質の高い同水準の産業保健サービスを享受できるようにする。

⑦今ある資源を書き出してみる

　資源とは，人，組織外の関係者，隠れたチャンスなどのような現状の助けとなる要因のことを言います。人（部署内，部署外，経営層，社外など）や場・機会やタイミング，物理的な資源（相談室がある），組織文化など，ありたい姿を実現するために関係しそうな今ある資源を書き出してみましょう。また，すでに文書化されている全

今ある資源を書き出してみる（山崎さんの記入例）

資源の種類	あなたの場合
基本方針や体制・組織 （全社方針や安全衛生方針など）	• 健康宣言に「従業員の心と体の健康がすべてにおいて最優先であり，すべての従業員が健康を保持・増進するための環境づくりに積極的に取り組むことをここに宣言します」と書かれている。
人 （頼れる人，相談できる人，情報をもらえる人など）	• CHO（最高人事責任者） • 看護師で，以前，本社の健康管理室に長く勤め，現在関連会社に出向中の田口さん（各拠点の保健職ににらみが効く） • 研究会の仲間たち
場所・機会・物理的資源 （現在使える場所や機会など）	• 上期健康施策の立案会議 • 年に1度の各拠点の総務担当者会議 • 年に1度の健康関連イベント
タイミング（組織目標のみなおし，法制度の変更など）	• 各拠点での健康関連イベントの協力依頼のあるタイミング • 復職事案が本社に上がってきたタイミング • ストレスチェック後の組織分析の後のタイミング
組織文化 （役職者に話しやすい雰囲気，同期のつながりが強いなど）	• エビデンス（科学的，法令など）に基づく意見については尊重する組織文化がある。

分析例（山崎さんの記入例）

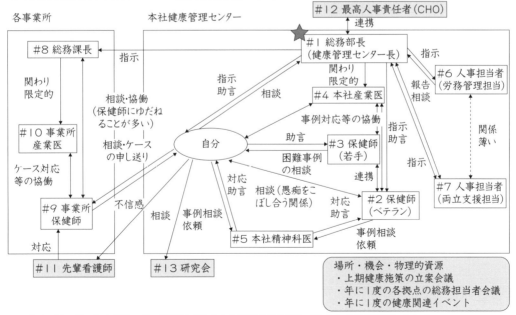

基本方針や体制・組織、組織文化の資源
・上期健康施策の立案会議
・健康宣言：「従業員の心と体の健康が全てにおいて最優先であり、全ての従業員が健康を保持・増進するための環境づくりに積極的に取り組むことをここに宣言します」
・エビデンス（科学的、法令など）に基づく意見は尊重する組織文化

場所・機会・物理的資源
・上期健康施策の立案会議
・年に1度の各拠点の総務担当者会議
・年に1度の健康関連イベント

*　#10、11、12、およびその他の資源は「7. 今ある資源を書き出してみる」の後に追記したもの。

社方針や安全衛生方針など，事業所内の既存の組織，制度などの枠組み，他部署の動き，国や法制度の動きなど社外の動きなども含めて考えてみましょう。

資源を書き出してみたら，⑤で書いた「分析図」をもう一度見て，書き加えられそうなものがあれば，書き加えましょう。

関係者の特徴の追記（山崎さんの記入例）

#11　先輩看護師田口さん
> もと本社健康管理センターの主任看護師。現在は，総務部から出向し，健康保険組合で業務をしている。当時，各拠点の看護師の採用と教育に携わっていたこともあり，顔がきく。

#12　最高人事責任者（CHO）
> 前センター長で役員に昇格後も健康経営を強力に推進している。現センター長ともかねて上司部下の関係であり，また，社内の尊敬を集める人望の持ち主。

#13　研究会
> 私の所属する産業保健の専門研究会。第一線の専門家が多く集まっており，知恵を借りることはできるかも。

分析図から得られた気づきの整理（山崎さんの記入例）

• 総務部長は全体を俯瞰し指示を出す機能を担っており，CHOとのコネクションも強く，本社産業医や各事業所の総務課長とも関わりがある点から，職場のメンタルヘルス対策を推進する実行力が強いため，キーパーソンと言える。

• 健康管理センターの中にいると，健康イベントなどの健康管理センターが主体となって開催する場だけが衛生分野に関わる場であるように錯覚をしていたが，視点を広げてみると，健康管理センターが主体となる場以外にも，総務関係の会議など，広く衛生分野に関係する場が社内に豊富にあることに気がついた。

• 先輩看護師や研究会など，社内外に見落としていた資源があった。

---

⑧困難を乗り越えるためのアクションのアイディアをリストアップする

困難を乗り越えて，自分のありたい姿を実現するためのアクションを，思いつく限り，リストアップしてみましょう。今の段階では，実際に実行できそうかどうか，コストがどれくらいかかるかといったことは脇に置いて，自由に思いつくまま書いてみましょう。

もし，アイディアを増やすことを手伝ってくれそうな人がいたら，状況を共有してアイディアを出してもらってもよいでしょう。ひとりでは思いつかないようなアイディアが出てくるかもしれません。

アクションプランのリストアップ（山崎さんの記入例）

- 職場復帰支援の運用や水準を統一するために，産業保健スタッフ向けにマニュアルを作成する教育研修を行う。
- 上記マニュアルを用いて，産業保健スタッフ向けの研修会を企画する。
- 外部講師を招致し，一般的な復職支援の実務について研修会を実施する。
- 本社スタッフが全拠点を訪問し，拠点のスタッフと懇親を深める。
- 産業保健スタッフ向けの外部研修に本社および各拠点の産業保健スタッフが一緒に参加する。
- 関係者間でオンライン飲み会を実施し，親睦を深める。
- 復職のタイミングではなく，不調者発生の段階で拠点保健師から本社保健師や常勤産業医，精神科医に相談できる体制を構築する。
- 統括産業医を雇用し，社内で役職を担い，強力に引っ張ってもらう。

⑨具体的なアクションプランを立てる

リストアップしたアイディアについて，それぞれ【実行しやすさ】と【どれくらい効果がありそうか】の2つの点から5段階（1.実行が難しい～5.確実に実行できそう，1.効果なし～5.効果大）で評価し，その結果を踏まえて今回取り組むアクションを2つ選びましょう。

アクションの評価（山崎さんの記入例）

アクション	実行しやすさ	効果	取り組むアクション
• 職場復帰支援の運用や水準を統一するために，産業保健スタッフ向けにマニュアルを作成する教育研修を行う。	5	4	○
• 上記マニュアルを用いて，産業保健スタッフ向けの研修会を企画する。	4	5	○
• 外部講師を招致し，一般的な復職支援の実務について研修会を実施する。	3	3	
• 本社スタッフが全拠点を訪問し，拠点のスタッフと懇親を深める。	2	4	
• 産業保健スタッフ向けの外部研修に本社および各拠点の産業保健スタッフが一緒に参加する。	2	4	
• 関係者間でオンライン飲み会を実施し，親睦を深める。	5	2	
• 復職のタイミングではなく，不調者発生の段階で拠点保健師から本社保健師や常勤産業医，精神科医に相談できる体制を構築する。	2	5	
• 統括産業医を雇用し，社内で役職を担い，強力に引っ張ってもらう。	1	3	

- 実行しやすさ：1.実行が難しい～5.確実に実行できそう
- 効果：1.効果なし～5.効果大

アクションを選んだら，実行のための具体的な計画を立てましょう。「いつ」「どこで」「誰と」「何をするのか」を必ず含めて計画を立てるのがポイントです。その他に，アクションを実行するために必要な準備についても書き出してみましょう。

実行したあとには，効果がどれくらいだったのか，実行してみて発見したこと，気づき，次に活かすにはどうすればよいかについて，「実行してみてどうだったか」のところに追記しましょう。

実行計画（山崎さんの記入例）

実行する アクション	産業保健スタッフ向けの集合研修の研修企画書を作成・回覧する。 固まったら，人事スタッフを通じてセンター長へ上申する。 （もし，集合研修が難しい場合は，代替案として，資材をeラーニング化し，展開する方法へ変更する）
いつ	今月中。
どこで	職場で。
誰と	保健師間，産業医へと回覧する。 人事スタッフを通じてセンター長へ上申する。
必要な準備	これまで受講した研修資材を集める。 これまでの各拠点の復職事案の収集をする。
代替案	集合研修が難しい場合は，資材をeラーニング化し，展開する方法へ変更する。
実行してみてどうだったか	

(2) ステップ2　アクション集を活用する

アクションのアイディアを増やすために，「リーダーシップの発揮に役立つアクション集」（付録7参照）が活用できます。本アクション集は，産業保健スタッフがやりたいことを実現するためにリーダーシップを発揮した事例の中から，困難を乗り越えて自分のありたい姿を実現するために役立ったアクションを紹介しています。本アクション集を参照し，困難な状況でリーダーシップを発揮するために役立ちそうな新たなアクションを探して，アクションプランのリストに追加しましょう。

(3) ステップ3　アクションプランを実行する

計画を立てたアクションプランを実行に移しましょう。いざ実行しようとして「やっぱり難しそう」と感じた場合は，次の点からプランを見直してみましょう。

- どこが難しいと感じるのか。その難しさを減らすために準備できることがあるか。
- プランが大きすぎる場合には，スモールステップで進めると取り組みやすくなります。今のプランを3つくらいのステップに分けて，まずは第1ステップの計画を立ててみましょう。
- プランを実行に移すために，⑦の「今ある資源を書き出してみる」で書き出した資源を活用できないか考えてみましょう。活用できる資源が見つかったら，資源の活用をプランに入れて，計画を練り直しましょう。
- ⑨でリストアップしたアクションの中から代替案を探してみましょう。

(4) 本ワークに取り組んだ山崎さんのその後

　山崎さんはこれまで，自分が考える職場のメンタルヘルスのありたい姿を理解し一緒に取り組んでくれる仲間が少ないと感じ，「ありたい姿」を実現するために何から手をつけてよいのかわからず，日々暗闇の中で孤軍奮闘している気持ちでした。自分なりにいろいろ工夫して働きかけてはみたものの，思うようにいかずに自分の力の無さを感じることもしばしばでした。

　ワークに取り組んだ結果，山崎さんは自分が目指す「ありたい姿」をいろいろな視点から改めて振り返り整理することができ，行き詰まりを感じていた現状に光がさした気持ちになりました。すぐに実行できそうな具体的なアクションをいくつか見つけることもできました。何より，これまで気がついていなかったいろいろな資源があることに気がつき，「ありたい姿」を理解し一緒に目指してくれる仲間を見つけることができました。Aさんは，本ワークから得た「ありたい姿」を目指すためのヒントを活用し，仲間と一緒に「ありたい姿」を目指して取り組みを進めることができるようになりました。

第3節
困難な状況をグループで分析する

1. ワークに取り組む流れ

　本節では，「リーダーシップを発揮することが困難なときのワークシート」の個人ワークを終えたあと，その結果をもとにグループワークを行う方法を解説しています。

　グループワークに取り組むことで，自分ひとりでは気づけなかった新たな視点や解

決策を見つけることができたり，困難を共有することで産業保健の「ありたい姿」に向けて行動するモチベーションが高まるだけでなく，職場で自らが考える産業保健の「ありたい姿」に新たな方向性を見出したり，「ありたい姿」を目指すためのヒントを得たりすることができます。

　産業保健スタッフの方々を対象に，グループワークに実際に取り組んでいただいたアンケートの結果では，約9割の方々が「役に立った」「満足」と回答しています。また，「他者の視点を取り入れて新たな気づきを得ることができた」「客観的にご意見をいただくことができて，俯瞰して考えられるようになった」「他の参加者の話から自分の問題を考えるうえで大きなヒントが得られた」「問題を改善する良い機会となった」などの感想を頂いています。

　　「三人寄れば文殊の知恵」です！

　グループワークの大まかな流れは次のとおりです。

①メンバーを見つける
　最初に，グループワークに一緒に取り組むメンバー（自分以外に2〜3人）を見つけましょう。産業保健の仕事をしていて，直接的な利害関係がなく，自分の職場の状況について振り返って整理したいと思っている人が適任です。

②事前のワーク
　グループワークをする前に各自が個人ワークに取り組んでおきましょう。

③グループでのワーク
　グループワークでは，それぞれの個人ワークの結果を紹介して意見を出し合い，得られたアイディアをもとに各自が個人ワークで立てた「困難を乗り越えるためのアクションプラン」をブラッシュアップし，プランを発表します。

④ワーク終了後
　グループワークが終わったら，各自がアクションプランに取り組み，メール等でその後の進捗や様子を共有しましょう。しばらく取り組みの時間を空けてから，再度集まって報告会をすることもおすすめです。

2. どんな場面で活用できるか

「リーダーシップを発揮することが困難なときのワークシート」に個人で取り組んでみたものの，自分ひとりではなかなか新しいアイディアや解決策が見つけられなかったり，ひとりで考えることに行き詰まってしまって取り組みが進まなかったりするときには，グループワークを行うことが有効です。グループワークに取り組むことで参加メンバーから新たな視点での意見をもらうことができ，困難を共有することで「ありたい姿」に向けて行動するモチベーションを得ることもできます。

グループワークに取り組む利点
- 一度整理した事例を他の人に紹介することで，自分の事例について，新たな気づきが得られる。
- 異なる組織に所属するメンバーからの質問や投げかけに答えていくことで，状況の見え方が変わり，新たなアクションプランのアイディアを思いつくことができる。
- 利害関係のないメンバーで取り組むことで，お互いが対等な関係で質問し合ったり，意見を出し合うことができる。
- 自分以外のメンバーの職場状況やアクションプランのアイディアを聞くことで，お互いの経験から，新たな観点やヒントを得ることができる。

3. グループワークで使用するもの

下記を使用します。必要に応じてホームページ（http://www.seishinshobo.co.jp/book/b603530.html）から入手してください。

- リーダーシップを発揮することが困難なときのワークシート（個人ワークで取り組んだもの）
- リーダーシップを発揮することが困難なときのワークシート（グループワーク用）（付録 4 参照）
- グループワーク進行表（付録 6 参照）

4. グループワーク全体の流れ

グループワークは自分を含め自由に意見を言い合えるメンバー 3 〜 4 人を目安に行

表9　グループワーク全体の流れ

ワークの流れ	所要時間の目安	取り組む内容	使用するもの
ステップ1	1時間半〜 2時間程度 （一人30分程度）	個人ワークの結果を紹介して意見を出し合う ① 自分の状況の紹介と質疑（15分） ② 困難の解決にむけてのアイディア出し（15分）	記入済みのワークシート （個人用，グループワーク用）
ステップ2	15分程度	「アクションプラン」のブラッシュアップ （個人ワーク）	記入済みのワークシート （個人用）
ステップ3	15〜20分程度 （一人5分程度）	アクションプランの発表	記入済みのワークシート （個人用）

いましょう。グループワークに必要な時間は，グループワークの参加人数で決まります。たとえば4人でグループワークに取り組む場合は，全体で2時間半〜3時間程度の時間が必要になります。グループワークでは「個人ワークの結果を共有し，それぞれが建設的な意見を出し合う」ことが，新たな視点や解決へのヒントを得るためにとても重要になるので，可能な限りしっかり時間をかけて取り組んでいただくことをおすすめします。表9「グループワーク全体の流れ」で適宜流れを確認しながら進めましょう。

　ステップ1では，一人30分程度で，主に①「リーダーシップを発揮することが困難なときのワークシート（グループワーク用）」に記載した内容に沿って自分の状況を紹介し，紹介された内容について他の参加者が質問をして不明点を整理し，②困難の解決に向けて全員で資源や対策についてアイディア出しを行う，という流れで取り組みます。

　ステップ2では，新たに得られた視点やアイディアをもとに，「リーダーシップを発揮することが困難なときのワークシート」のアクションプランをブラッシュアップします。

　ステップ3では，一人5分程度で，ブラッシュアップしたアクションプランを紹介し，グループワークに取り組んでの感想を共有します。

5. グループワークに取り組む手順

（1）事前準備

①メンバーを集める
グループワークは自分も含めて3〜4人で行うことがお勧めです。前述のとおり，

たとえば4人でグループワークに取り組む場合は，全体で2時間半〜3時間程度の時間が必要になります。一人当たりの事例にどれくらい時間を取るか，参加者がどの程度参加時間を確保できるか，などを踏まえて人数や時間を決めるとよいでしょう。

　なお，本ワークは参加者のワークの内容次第で機密性の高い情報を共有することになる可能性があります。共有する情報の匿名化には十分留意し，参加者の合意を得て事前に情報の取り扱いについて相談しておくとよいでしょう。

　以下に，メンバー選びのポイントをお示しします。

- 産業保健の仕事をしていること（可能なら参加者が特定の職種に偏らないようにする）。
- 自分も含めて，直接的に利害関係がないメンバー同士であること。
- 今の職場の状況について振り返る機会がほしいと思っていること。
- 情報漏えいのリスクを理解し，守秘義務を守ることができること。

など

②時間と場所の確保

　一緒に実施するメンバーが決まったら，時間と場所を確保しましょう。4人でグループワークを行う場合，実施時間の目安は2時間半〜3時間程度となります。一人当たりの時間をもう少し増やしたい，グループワークの間に休憩をはさみたい，などのニーズに合わせて時間を調整しましょう。

　実施場所は，参加者が安心して話ができるように，会議室等を借りることをお勧めします。画面を共有してそれぞれのワークシートを見せ合うなどの工夫をすれば，オンラインで実施することもできます。

③事前に「リーダーシップを発揮することが困難なときのワークシート」に取り組む

　グループワークの実施に備えて，参加者それぞれが「リーダーシップを発揮することが困難なときのワークシート」を使って事前に自身の職場の状況について振り返っておきましょう。グループワークでは，書き込んだワークシート（「リーダーシップを発揮することが困難なときのワークシート」個人用およびグループワーク用）をもとに話をしていきますが，特に大事だと思う点や，強調して伝えたい点については（主だった職場の状況や，リーダーシップを発揮することが難しいと感じている理由など），発表用にメモなどを作っておくと説明しやすくなります。個人ワークシートに記載した内容をすべて発表しようとすると時間が足りなくなるので，可能であれば

個人ワークシートは回覧資料として事前に共有しておき，発表当日は「リーダーシップを発揮することが困難なときのワークシート（グループワーク用）」に沿って発表することをお勧めします。

④当日の環境準備

会議室等で対面でグループワークを行うときは，中央に机を置いて円になって座りましょう。最初にグループワークの司会進行役を決めて，後述の「（2）グループワーク」の説明に沿ってグループワークを進めてください。全体の時間配分を確認し，ワークの内容を紹介する順番を決めてから，グループワークを開始しましょう。

（2）グループワーク

①ステップ1　それぞれのシートを紹介して意見を出し合うワーク

発表者が表10の手順に沿って，自分の状況を紹介し，他のメンバーは質問や投げかけ，提案をしていきます。状況の整理や深堀りで時間がなくなってしまわないように，司会者は時間配分に留意しましょう。

グループでのアイディア出しのコツ（ブレインストーミング法）

アクションのアイディア出しをするときは，以下をふまえて自由に意見を出し合う方法がお勧めです。特に，提案されたアイディアが有効か，実際にやれそうか，などの判断はいったん保留し，思いついたアイディアを否定せずにできるだけ多くのアイディアを出すようにすることがポイントです。

- 出た意見や思いついたアイディアを否定しない。
- 自由な発想で思いついた考えをとにかく出し合う。
- アイディア出しの段階では質より量を重視する。

グループワーク実施のときに気をつけること

原則として，グループワークでは個人名を伏せるなど，個人情報等の取り扱いには十分にご注意ください。また，グループワークを通じて得たお互いの情報については，守秘義務を守るようにしてください。この点について，心配なことがある場合は，グループワークを始める前に，参加者全員で話し合ってから始められるとよいでしょう。

表10　グループワークの手順（一人当たり）

1．自分の状況の紹介と質疑（15分）

① 発表者は最初に，メンバーに「現在，どんな問題があるか」「どんなことに困っているか」を簡単に説明し，事業所の規模や産業保健体制などについて説明します。

> 事前に「リーダーシップを発揮することが困難なときのワークシート（個人ワーク用）」の内容を共有できている場合は省略してもかまいません。

② 他のメンバーは，現在の体制や状況など，議論の前提となる基本的な情報について，不明な点があれば質問をします。

> 発表者は質問に答えながら，気づいた点があればワークシートに追記しましょう。

③ 「リーダーシップを発揮することが困難なときのワークシート（グループワーク用）」に記載した「自分のありたい姿」と「現状の分析図と関係者の特徴」に記載した分析図を共有しながら，以下の点について説明します。

> 「自分はどんな取り組みをしたいか」「どんな環境にしていきたいか」など，自らが考える産業保健の「ありたい姿」。

> 職場の現在の状況，自分が感じている課題，現状の問題点。

> 「リーダーシップを発揮することが困難なときのワークシート（個人ワーク用）」に記載した「今ある資源」。

④ 他メンバーは，以下の視点から質問をしましょう。発表者は，ここでの議論で気づいたことがあれば，分析図に書き込んでいきましょう。

> 発表者の「ありたい姿」がより明確になるような質問
> 「今までで一番『ありたい姿』に近い状態で仕事をできていたのは，どんなときでしたか？」
> 「○○さんの目指す『ありたい姿』の中で一番大切なことは何ですか？」
> 「○○さんの『ありたい姿』と組織や周囲の目指す方向とで重なる部分はありますか？」

> 関係者の利害関係やニーズを掘り下げる質問
> 「人事の□□さんの発言には，どんな意図があるのでしょうか？」
> 「上司の方の言う『目標達成』は，どのような状態になっていることを指すのでしょうか？」
> 「同僚の△△さんの『やりたくない』という発言は，どこに抵抗を感じているのでしょうか？」

> ありたい姿の実現にむけて，違った角度から現状をとらえなおす質問
> 「社内だけでなく社外の関係者も巻き込んでみるというのはどうでしょうか？」
> 「直接的に働きかける以外に，間接的にできそうなことはありますか？」
> 「目の前の状況や難しさをいったん忘れるとしたら，誰に，もしくは，どこから働きかけるのがよさそうでしょうか？」

> 発表者が気づいていない資源についての質問
> 「関係者が情報共有する機会はどれくらいあるのですか？」
> 「人，物，予算などの資源の中で，ある程度担保されているものはありますか？」
> 「社内外に非公式にサポーターになってくれそうな部署や人はいますか？」

＊ 発表者を批判したり，アドバイスを押し付けたりするような質問は控えましょう。

2．困難の解決にむけてのアイディア出し（15分）

① 発表者は，これからとろうと考えているアクションを紹介します。

② 他のメンバーは，新たなアクションのアイディアを出し合います。

> その際，「こうすべき」といったアドバイスや批判・指摘ではなく，あくまでも，アイディアのひとつとして提案するにとどめます。

> このグループワークでは，アクションについてなるべく多くのアイディアを出し合うことが重要です。他のメンバーは，1人の発表者に対して3つ程度はアイディアを出すようにしましょう。

②ステップ2　困難を乗り越える計画の作成

　ステップ1が参加者全員分終わったら，15分程度で，各人がそれぞれの事例についての議論から得た新しい視点やアイディアをもとに，「リーダーシップを発揮することが困難なときのワークシート（個人ワーク用）」の「9．具体的なアクションプランを立てる」の「実行計画」に記載した内容をブラッシュアップして，より良いアクションプランを立てます。

③ステップ3　計画の発表

　計画を立て終わったら，一人5分程度の持ち時間で，ブラッシュアップしたアクションプランを紹介し，グループワークを実施した感想を共有します。もし，アクションプランを立てるなかで，他のメンバーにさらに意見やアイディアをもらいたい点が出てきたら，必要に応じて，再検討したアクションについて意見をもらうことも役立ちます。

(3)　グループワーク後の取り組み

①計画の実行と記録

　グループワークが終わったら，グループワークで得た気づきをもとに，自分のありたい姿や，アクションプランを見直してみましょう。アクションプランが決まったら，各自でその後のアクションプランの取り組み状況ついて記録をとりましょう。立てた計画がうまく実行できていない場合でも，その状況や実行が難しい理由などを記録しましょう。これらの情報は，アクションプランの振り返りにとても重要です。

②実行状況の振り返り

　取り組みを始めて，ある程度がたったら（およその目安として2週間〜1カ月程度），ここまでの取り組みについて振り返りましょう。うまくいった点とうまくいっていない点の両面を整理し，今後の取り組みに反映させることが重要です。特に，取り組みがうまくいっていない場合は，「なぜ実行できていないか」をていねいに整理しましょう。現状について，改めて個人ワークで見直したり，グループワークに取り組んだときのメンバーに意見を聞いてみたりすることで，解決のヒントが得られる可能性があります。グループワーク後に，メンバー同士でメール等で取り組みの状況を共有したり，数カ月後に集まってその後の経過についての報告会をすることもおすすめです。

6. 困ったときの「誰でもリーダーシップ」グループワーク 実践例の紹介

　ここでは，本章の「第2節　困難な状況を自分で分析する（ワークシートの活用）」で紹介した保健師の山崎さんが，知人の産業保健スタッフの2人（大場さん，後藤さん）とグループワークに取り組んだ実践例を紹介します。

山崎さん（保健師）

　全国1万人規模のIT企業の本社勤務。勤務歴10年。本社健康管理センターに3人いる保健師のうち中堅に当たる。各事業所の産業保健スタッフとのより良い協働のために自分なりに工夫して取り組んでいたが，なかなか思うようにいかず悩むことが多かったため，解決の糸口をつかむために本ワークに取り組むことにした。

大場さん（産業医）

　全国3万人規模の製造系企業の本社健康管理室に常勤の嘱託産業医として勤務し，今年で2年目。多拠点に事業所があり，各事業所の産業保健スタッフとも連携しなければならないが，組織内での経験が浅く，積極的な動きができずにいる。

後藤さん（人事）

　従業員数2,500人の医療機器メーカーに勤務。入社15年目。3年前に人事に異動となり，今年からメンタルヘルス対策の責任者になった。現場での経験から，メンタルヘルス対策の重要性を痛感しており，自主的に勉強会に参加している。一方社内では，対策の重要性が認識されておらず，立候補して責任者になったものの，関係部署や関係者との調整に苦慮している。

　山崎さんたちは貸し会議室を借りてグループワークを行いました。最初にグループワーク全体の流れを確認し，大場さんが司会役となりグループワークを開始しました。

　山崎さんの発表順となり，山崎さんは最初に困っていることとして「本社健康管理センターからの方針や施策が事業所の活動に反映されないこと」「各事業所の産業保健スタッフが本社健康管理センターに対立姿勢を取っていて協働関係が築けないこと」などを説明し，事前に取り組んだ「リーダーシップを発揮することが困難なときのワークシート（グループワーク用）」を大場さんと後藤さんに見せながら，「1．自分のありたい姿」と「2．現状の分析図と関係者の特徴」を共有しました（山崎さんのワークの詳細は，付録5「リーダーシップを発揮することが困難なときのワークシート（グループワーク用）記入例」参照）。

　質疑の時間となり，後藤さんから「『復職の判断の基準が拠点ごとで異なっている』

とのことですが，山崎さんや各事業所の保健師さんは，お互いの基準がどうなっているか理解しているのですか？」と質問され，その点についてこれまで各事業所の保健師たちとしっかり話をしてこなかったことに気づきました。大場さんからも「本社からの新しい方針や施策が，今の各事業所の方針よりも良いものであることが理解されれば，『従業員のためにより良い産業保健を提供しよう』という思いは一緒のはずなので，協働に応じてくれるのではないかなと思いました」との発言があり，新しい方針や施策がこれまでのものと比べて優れている点や，復職判定時などに各拠点の判断よりも本社の判断が優先された理由について，医学的な根拠に基づいてていねいに説明していなかったことに気づきました。特に，山崎さんは各拠点の保健師が「自分たちのこれまでのやり方を否定されている」との思いからやや感情的な対応をしているように感じており，それに対して山崎さん自身も「仕事なんだから文句を言わずに従ってほしい」との思いを抱えていたことに気づき，そのために山崎さんの対応もやや感情的になっていたかもしれないことに思い至りました。

「困難の解決にむけてのアイディア出し」の時間では，山崎さんの事例に対して大場さんと後藤さんから「本社の方針や判断のどこが納得できないのかを具体的に聞いてみる」「変化には時間がかかるので，少し長い目で見て少しずつ協働関係を築いていく」などといったアイディアが提案されました。また，「本社の方針と各事業所の方針との板挟みになっていて，各事業所の保健師さんに対応しないといけない山崎さんの立場はとても苦しいなと思いました」との発言を聞いて，「そうか，自分が思っていた以上に，自分も苦しかったんだ」と思い，大場さんと後藤さんからその気持ちに共感してもらえたことで，少し気持ちが楽になったように感じました。

その後の「アクションプランのブラッシュアップ」の時間で，山崎さんはグループでの話し合いで得た気づきやアイディアをふまえて，個人ワークで考えていたアクションに追加して「各拠点に特有の事情を聞く機会をもうけて，本社の方針や判断のどこが納得できないのかを具体的に把握する」というアクションを考えて，まずはこれに取り組むことにしました。

グループワークに参加してから，「すぐに解決しようと焦るのではなく，長期戦で取り組もう」と視点の変化した山崎さんは各拠点とのやりとりも感情的にならずに，落ち着いてできるようになりました。また，まずはそれぞれの拠点に特有の事情や背景など，相手の状況を知るというアクションをとったことで，少しずつ本社の方針に耳を傾けてもらえるようになっていきました。予定していた研修会も，各拠点の事情を踏まえた内容で企画することができたため，各拠点の産業保健スタッフからの評判もまずまずでした。山崎さんも，職場復帰支援の運用や水準の統一に向けて，少しずつですが着実に進んでいっているという手ごたえを感じられています。

迷子になるのもリーダーシップ発揮への道につながっている

　日々仕事をするなかで，「本当はこんな仕事がしたい」と思い描いている姿があるのに，現実はそういかず，もどかしさを感じたり，自分のエネルギーがなくなっていくように感じられたり……そんなときに活用していただきたいのが，本章のワークです。

　ワークシートを活用することで，自分の置かれた状況を俯瞰して振り返れるようになったり，新しい視点が得られたり，少しずつ整理が進んでいきます。けれど，ときに，自分の「ありたい姿」を振り返っていたら，本当に自分がやりたいことは何だったのだろう……と迷子になったり，考えれば考えるほどわからなくなってきて，堂々巡りになってしまうこともあります。組織の中の関係性についても，それぞれの立場や想いが見えてきたものの，何にどこから働きかけたらよいのか，見当がつかない，ということもあります。

　こんなときに，困難な状況から抜け出せていない，と無力感を感じるかもしれませんが，まさにこの，堂々巡りや迷子状態，遠回りに感じられるような状態こそ，困難な状況を乗り越えるために大事なプロセスなのです。このプロセスにたどり着いた自分をまずは「よくここまで取り組んできた」とほめてあげてください。

　ただ，ひとりで立ち止まって考え続けるのは苦しいものです。そんなときには，グループワークもぜひ活用してみてください。同じように，遠回りしたり，迷子になったりしながらも，どうにかしようと真剣に考える自分以外の誰かの姿を見るだけで，苦しいのは自分だけじゃないのだな，と励まされ，エネルギーが湧いてきます。自分ひとりで考えているときには，「自分の組織はこういう状況だから，できない」といった前提や先入観が邪魔して思いつかないような視点やヒントをもらえるのも，グループワークの良いところです。

　一緒に取り組むメンバーを集めるのに悩むかもしれませんが，学生時代の友人や勉強会でのつながりなどを思い出して，試してみてください。

付録

1：TOMH リーダーシップチェックリスト（TLC）短縮版

2：リーダーシップを発揮することが困難なときのワークシート（個人用）

3：リーダーシップを発揮することが困難なときのワークシート（個人用）記入例

4：リーダーシップを発揮することが困難なときのワークシート（グループワーク用）

5：リーダーシップを発揮することが困難なときのワークシート（グループワーク用）記入例

6：グループワーク進行表

7：「誰でもリーダーシップ」の発揮に役立つアクション集

TOMHリーダーシップチェックリスト（TLC）短縮版

　本チェックリストは，あなたが実現したい未来に向けて，周囲を巻き込み変化を起こしていく（リーダーシップを発揮していく）力を高めるために，現時点のあなたの状態を明らかにすることを目的としています。

　リーダーシップを発揮したいと思っているか否かに関わらず，現時点であなたの状態や認識にどの程度あてはまるかをお答えください。

　回答には2つのステップがあります。

ステップ1．現在，リーダーシップを発揮したい場面があれば，具体的にイメージする

　現在直面している課題を解決したい，取り組んでいるものを周囲の協力を得てより良く完成させたい，など，あなたが「実現したいこと」をイメージし，下に簡単に記載してください。

＊　リーダーシップを発揮したい場面は，組織的な変革を伴う大きなものである必要はありません。

＊　イメージが大きすぎて実現不可能に思えるときは，スモールステップに分割してみてください。

　具体的なものがなければステップ1は飛ばして，ステップ2に進んでください。

変化を起こしたいこと（取り組みたいこと）

> 例）他者に干渉しない社内風土があるが，職場の支援を高めて復職者の再発率を下げたい。

ステップ2．チェックリストに回答し，レーダーチャートを完成させる

　以下の項目について，あなたの状態や認識にどの程度あてはまるかをお答えください。

＊　変化を起こしたい状況がまだ決まっていない場合は，【状況把握】の項目は無回答でも構いません。

あなた自身について伺います【自己理解】 各項目について，1（全くあてはまらない），2（少しあてはまらない），3（どちらともいえない），4（少しあてはまる），5（非常にあてはまる）のうち最もあてはまる選択肢を選んでください。	全くあてはまらない	少しあてはまらない	どちらともいえない	少しあてはまる	非常にあてはまる
1　私は，『周囲の状況を把握する力』が，自分にどの程度あるかを把握している。	1	2	3	4	5
2　私は，挫折や逆境体験から学ぶことができている。	1	2	3	4	5
3　私は，何を大事にしているか（自分の価値観）を説明できる。（例：権力，他者の幸福，快楽，達成，自由，家庭，健康）	1	2	3	4	5

変化を起こしたい状況を思い浮かべてください。その状況へのあなたの認識について伺います【状況把握】 各項目について，1（全くあてはまらない），2（少しあてはまらない），3（どちらともいえない），4（少しあてはまる），5（非常にあてはまる）のうち最もあてはまる選択肢を選んでください。	全くあてはまらない	少しあてはまらない	どちらともいえない	少しあてはまる	非常にあてはまる
4　私は，変化を起こしたい相手の見解や問題意識の方向性と程度を把握している。	1	2	3	4	5
5　私は，利害関係者（協働する仲間を除く）の見解や問題意識の方向性と程度を把握している。	1	2	3	4	5
6　私は，変化を起こしたい内容に関連する業界の大まかなトレンドを把握している。	1	2	3	4	5

変化への見通しについての認識を伺います【ビジョン】 各項目について，1（全くあてはまらない），2（少しあてはまらない），3（どちらともいえない），4（少しあてはまる），5（非常にあてはまる）のうち最もあてはまる選択肢を選んでください。 ※ここでいう「ビジョン」は，自分たち（注：個人として，チームとして，組織・会社として）がこうなりたい，こうありたいと，目指す理想像を指します。	全くあてはまらない	少しあてはまらない	どちらともいえない	少しあてはまる	非常にあてはまる
7　私は，物語やたとえを巧みに用いながら，ビジョンがもたらす将来の姿を活き活きと描き出せている。	1	2	3	4	5
8　私は，自分の考えるビジョンがなぜ大切なのか，それによって何が達成できるかについて，いつでも説明できる。	1	2	3	4	5
9　私は，ビジョンへの理解が得られない場合，対話と協調のプロセスから共通のビジョンを作り上げることができる。	1	2	3	4	5

	変化に対する心構えについて，あなたの理解度を伺います【ベース①心構え】 各項目について，1（全く理解していない），2（あまり理解していない），3（どちらともいえない），4（少し理解している），5（非常によく理解している）のうち最もあてはまる選択肢を選んでください。	全く理解していない	あまり理解していない	どちらともいえない	少し理解している	非常によく理解している
10	リーダーシップを発揮するために，異なる価値観や文化の中で自身を内省する必要がある。	1	2	3	4	5
11	リーダーシップを発揮するために，影響を受ける人たちの反応を見通す力と，逆境を乗り越える力を持つ必要がある。	1	2	3	4	5
12	リーダーシップを発揮するために，専門的な知識やデータ，エビデンスだけが正しさを決めるのではなく，多様な正しさがあり，それらを複数の戦力として統合したり，取捨選択したりする必要がある。	1	2	3	4	5
13	ビジョンを実現するには，人々を動機づけ，触発し，人々にエネルギーをもたらすことが必要である。	1	2	3	4	5
14	ビジョンを掲げるだけでなく，関係者が状況にどのように適応していくかまで考える必要がある。	1	2	3	4	5

	あなたの普段の業務への姿勢について伺います【ベース②業務遂行力】 各項目について，1（全くあてはまらない），2（少しあてはまらない），3（どちらともいえない），4（少しあてはまる），5（非常にあてはまる）のうち最もあてはまる選択肢を選んでください。	全くあてはまらない	少しあてはまらない	どちらともいえない	少しあてはまる	非常にあてはまる
15	私は，才能や知識，スキル，または業務をうまく進めるための工夫を通じて業務遂行に貢献しようとしている。	1	2	3	4	5
16	私は，論理性と専門知識をより高める努力をしている。	1	2	3	4	5

	あなたの周囲の人間関係への関わりについて伺います【ベース③人間関係構築】 各項目について，1（全くあてはまらない），2（少しあてはまらない），3（どちらともいえない），4（少しあてはまる），5（非常にあてはまる）のうち最もあてはまる選択肢を選んでください。	全くあてはまらない	少しあてはまらない	どちらともいえない	少しあてはまる	非常にあてはまる
17	私は，自分の意見を述べる前に，相手がどのように反応するのか，どのように説明するのが一番望ましいかについて考える。	1	2	3	4	5
18	私は，他者の気持ちを思いやり，他者の感情的な反応を受けて対処するようにしている。	1	2	3	4	5
19	私は，組織の目標達成に貢献しつつ，利害関係者との合意点を見出し，調和を築くようにしている。	1	2	3	4	5

　回答し終えたら，6要素の平均点を出します。その後，下のグラフの該当箇所に印をつけ，あなたのレーダーチャートを完成させてください。

自己理解	（項目1〜3）	合計＿＿＿点／3項目	→ 平均＿＿＿点
状況把握	（項目4〜6）	合計＿＿＿点／3項目	→ 平均＿＿＿点
ビジョン	（項目7〜9）	合計＿＿＿点／3項目	→ 平均＿＿＿点
心構え	（項目10〜14）	合計＿＿＿点／5項目	→ 平均＿＿＿点
業務遂行力	（項目15〜16）	合計＿＿＿点／2項目	→ 平均＿＿＿点
人間関係構築	（項目17〜19）	合計＿＿＿点／3項目	→ 平均＿＿＿点

あなたのリーダーシップ発揮要素レーダーチャート

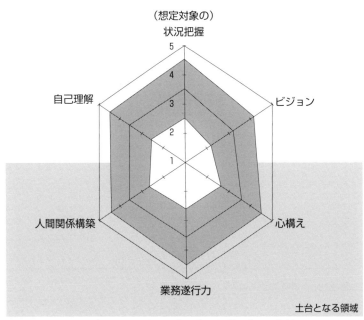

レーダーチャート内の灰色の線は予備調査の平均値，
灰色の網掛けは基準範囲を示します。

＜先行研究の参考値＞	平均	SD
自己理解	3.57	0.99
（想定対象の）状況把握	3.57	0.95
ビジョン	3.19	1.01
心構え	3.58	0.93
業務遂行力	3.56	0.96
人間関係構築	3.57	0.91

リーダーシップを発揮することが困難なときのワークシート（個人用）

1．自分の困難な状況にタイトルをつける

2．組織の属性情報や特徴を書く

• 主に①所属組織の概要，②所属組織が担う業務，③所属組織の人員構成，④指示命令系統，⑤所属組織の組織図，について記載しましょう

3．「ありたい姿」を考えて書いてみる

• 組織やチームにとっての目標（心の健康づくり計画や健康管理指針に準ずるもの）ではなく，あなたが目指す産業保健の「ありたい姿」（実現したい理想の姿）を書きましょう。

4．現在の状況を文章にしてみる

5．現在の状況を分析図に描いてみる

• 分析図の下に各関係者の特徴を簡単に書きましょう。

＊　「7．今ある資源を書き出してみる」まで進んだら，一度分析図に戻ってさらに情報を書き足しましょう。

分析図

分析図から得られた気づきの整理

• 分析図ができたら，分析図を振り返って気づいたことを整理しましょう。

関係者の特徴

6．自分の「ありたい姿」を見直してみる

・現状の整理ができたら，「3．」で書いた「ありたい姿」と「現状」を見比べて，やりたいことを実現しようとするうえでの困難や，実現できていない理由について考えてみましょう。

・最初に書いた「ありたい姿」と変わってくるところがあれば，新たな文章で「ありたい姿」を書いてみましょう。

7．今ある資源を書き出してみる

・どのような資源があるか書き出してみましょう。（人，場・機会，タイミングなど）

＊　資源の書き出しが終わったら，「5．」に戻って「分析図」に書き加えましょう。

資源の種類	あなたの場合
基本方針や体制・組織 （全社方針や安全衛生方針 など）	
人 （頼れる人，相談できる人， 情報をもらえる人など）	
場所・機会・物理的資源 （現在使える場所や機会）	
タイミング （組織目標のみなおし，法 制度の変更など）	
組織文化 （役職者に話しやすい雰囲 気，同期のつながりが強い など）	

8．困難を乗り越えるためのアクションのアイディアをリストアップする

- 困難を乗り越えて，自分のありたい姿を実現するためのアクションを，思いつく限り，リストアップしてみましょう。

- 今の段階では，実際に実行できそうかどうか，コストがどれくらいかかるかといったことは脇に置いて，自由に思いつくまま書いてみましょう。

9．具体的なアクションプランを立てる

- リストアップしたアクションの評価の結果をもとに，今回取り組むアクションを2つ選びましょう。

アクション	実行しやすさ	効果	取り組むアクション
例：研修資材の作成（e ラーニング，小冊子など）	5	4	○

- 実行しやすさ：1.実行が難しい〜5.確実に実行できそう

- 効果：1.効果なし〜5.効果大

実行計画

- 選んだアクションについて，それぞれ具体的な実行計画を立てましょう。
- 実行したあとには，効果がどれくらいだったのか，実行してみて発見したこと，気づき，次に活かすにはどうすればよいかについて，「実行してみてどうだったか」のところに追記しましょう。

実行計画（1）

実行する アクション	
いつ	
どこで	
誰と	
必要な準備	
代替案	
実行してみてどうだったか	

実行計画（２）

実行する アクション	
いつ	
どこで	
誰と	
必要な準備	
代替案	
実行してみ てどうだっ たか	

リーダーシップを発揮することが困難なときのワークシート（個人用）記入例

1.自分の困難な状況にタイトルをつける

全国の拠点と意識合わせが困難な事例

2．組織の属性情報や特徴を書く

- 主に①所属組織の概要，②所属組織が担う業務，③所属組織の人員構成，④指示命令系統，⑤所属組織の組織図，について記載しましょう

- 全国1万人規模の企業（IT業）の東京本社。
- 自分は健康管理センターで，2名の保健師と分担し，東京本社の建屋1,200名の健康管理を担っている。主に自分が担当している従業員の異動や健康管理センターが企画立案した施策の伝達などの場面で主要事業所の保健師や総務担当者と連携しながら，実務を行っている。
- 組織としては，総務部内にあり，総務部長が健康管理センター長を兼任している。
- 健康管理センターメンバー：総務部員2名，保健師3名，専属産業医1名，非常勤精神科医（月2日，非産業医）1名
- 全社施策については，これまで，主に総務部員が施策を立案しており，保健師や産業医は最終確認の際に意見を求められる程度である。保健師業務としては，健康診断の結果に基づく健康指導・職場復帰支援の際の保健師面談や人事制度の説明のほか，産業医面談などの調整や産業医に対する会社側の窓口などの業務を担っている。
- 自身の立場：保健師

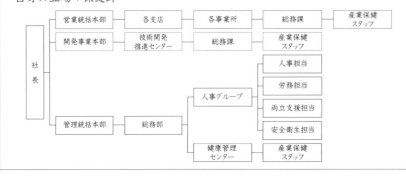

3．「ありたい姿」を考えて書いてみる

- 組織やチームにとっての目標（心の健康づくり計画や健康管理指針に準ずるもの）ではなく，あなたが目指す産業保健の「ありたい姿」（実現したい理想の姿）を書きましょう。

> 各拠点の産業保健スタッフ，総務部門と本社の健康管理部門の意識が合い，同じ目標を実現すべく，各自が役割を理解していること。また，役割を遂行するために必要な知識を持っていること。職場復帰支援の手順や基準が事業所間で統一されていること。

4．現在の状況を文章にしてみる

- 東京本社の健康管理センターは総務部に所属しているが，各事業所では健康管理業務や人事管理業務を総務課が行っており，産業保健スタッフも総務課の所属となっている。また，以前から，事業所の産業保健活動はそれぞれ自律的に運営されてきたため，東京本社の健康管理センターから方針や施策が伝えられても，事業所の活動になかなか反映されない。
- 日々の現場での業務は，個々の産業保健スタッフに委ねられており，お互い相談しながら行っている。組織への介入の際や現場で解決が難しい事象に関しては，総務部長兼センター長に直接相談をしている。人事制度の詳しい説明を求められた際や人事への確認が必要な際には，センター長に相談し，センター長より人事担当者へ指示が出る。センター長や人事担当者が面談に同席する場面もあるが，困難事例に限られる。
- 復職の判断や休職中の対応など，事業所によってまちまちである。地方の事業所でメンタルヘルス不調から復職した経験を持つ従業員が本社に異動になり，その後再発したようなケースで，運用が異なるため，当該従業員が戸惑うという事例が散見される。
- 判断の基準が拠点ごとで異なっているため，拠点での判断の後，本社の決済のための会議で復職が認められないケースがあり，各事業所は，対本社という対決姿勢である。
- 本社から異動したフォロー者について保健師間で申し送りをする際に連携を取ると，ときにつっけんどんだったり，「そんな厄介な人を送り込んで本社はよいわね」といった攻撃的な返答を受けることがある。

5．現在の状況を分析図に描いてみる

• 分析図の下に各関係者の特徴を簡単に書きましょう。

＊「7．今ある資源を書き出してみる」まで進んだら，一度分析図に戻ってさらに情報を書き足しましょう。

分析図

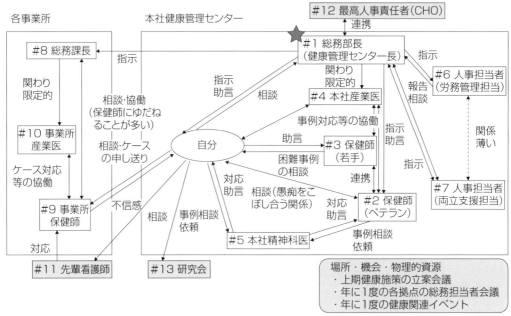

＊　#11，12，13は「7. 今ある資源を書き出してみる」の後に追記したもの。

分析図から得られた気づきの整理

・分析図ができたら，分析図を振り返って気づいたことを整理しましょう。

・本社も事業所も，保健師の実務についてはそれぞれの保健師任せとなっている。
・産業医の関わりがケース対応に限られている。
・全体を俯瞰し，指示を出す役割を担う機能（職務・ポジション）があまりない。
【「7．今ある資源を書き出してみる」の後に追記した気づき】
・総務部長は全体を俯瞰し指示を出す機能を担っており，CHOとのコネクションも強く，本社産業医や各事業所の総務課長とも関わりがある点から，職場のメンタルヘルス対策を推進する実行力が強いため，キーパーソンと言える。
・健康管理センターの中にいると，健康イベントなどの健康管理センターが主体となって開催する場だけが衛生分野に関わる場であるように錯覚をしていたが，視点を広げてみると，健康管理センターが主体となる場以外にも，総務関係の会議など，広く衛生分野に関係する場が社内に豊富にあることに気がついた。
・先輩看護師や研究会など，社内外に見落としていた資源があった。

関係者の特徴

#	関係者	特徴
1	本社総務部長（健康管理センター長）	総務部長が健康管理センター長を兼任しているが，これまで人事畑を歩んできており経験豊富。健康経営にも関心が強く，人当たりも良い。会社の上層部ともコネクションが強いとのこと。
2	本社保健師（ベテラン）	本社内外で長く勤務をしており，課題認識は共有しているものの，持ち担当が多く，日々の業務に忙殺されている。社内に知人は多い。
3	本社保健師（若手）	入社3年目の保健師。課題認識は共有しているが，保健師の中でも若手に属し，周囲へ意見を言うことは少ない。また，複雑なケース対応がまだ難しいこともあり，日々の対応で手いっぱいの様子。
4	本社産業医	社員ではなく，業務委託契約ということもあり，社内向けに発言する機会は少ない。日々の業務は保健師が窓口となっている。センター長との接点は，センター発の施策等の最終確認時や自身の契約更新のときなどに限定される。
5	本社精神科産業医	非常勤であり，事業所の保健師が実務のほとんどを担い，業務は職場巡視や産業判断を要する業務に限定される。総務課長との接点はほとんどなく，基本的に保健師が会社側の窓口となっている。

6	本社人事担当者（労務管理担当）	勤務時間等の労務管理を主とする実務担当者。衛生委員会で顔を合わせる程度で，保健師との関わりは薄い。両立支援担当者との関わりは限定的。
7	本社人事担当者（両立支援担当）	障害者雇用，育児両立支援を主とする実務担当者。雇い入れ時健診や両立のための産業医面談の依頼など限られた接点しかない。労務管理担当者との関わりは限定的。
8	事業所の総務課長	3年程度で交代する。業務が多岐にわたって多忙なため，実務は拠点の保健師に委ねているケースが多い。
9	事業所の保健師	各拠点は50〜60代の再雇用まで，ベテラン揃い。各拠点のことは熟知している。一方で，長年培ったやり方があり，新しい提案には反対することが多い。
10	事業所の産業医	非常勤であり，事業所の保健師が実務のほとんどを担い，業務は職場巡視や産業判断を要する業務に限定される。総務課長との接点はほとんどなく，基本的に保健師が会社側の窓口となっている。
11	先輩看護師田口さん	もと本社健康管理センターの主任看護師。現在は，総務部から出向し，健康保険組合で業務をしている。当時，各拠点の看護師の採用と教育に携わっていたこともあり，顔がきく。
12	最高人事責任者（CHO）	前センター長で役員に昇格後も健康経営を強力に推進している。現センター長ともかねて上司部下の関係であり，また，社内の尊敬を集める人望の持ち主。
13	研究会	私の所属する産業保健の専門研究会。第一線の専門家が多く集まっており，知恵を借りることはできるかも。

6．自分の「ありたい姿」を見直してみる

- 現状の整理ができたら，「3．」で書いた「ありたい姿」と「現状」を見比べて，やりたいことを実現しようとする上での困難や，実現できていない理由について考えてみましょう。

- 最初に書いた「ありたい姿」と変わってくるところがあれば，新たな文章で「ありたい姿」を書いてみましょう。

> 　知識の差によるコミュニケーションギャップがなくなり，お互いの縄張り意識にこだわるのではなく，従業員の健康を守るという共通の目的を共有し，その実現のために協力を惜しまず，従業員がどこに行っても質の高い同水準の産業保健サービスを享受できるようにする。

7．今ある資源を書き出してみる

- どのような資源があるか書き出してみましょう。（人，場・機会，タイミングなど）

* 　資源の書き出しが終わったら，「5．」に戻って「分析図」に書き加えましょう。

資源の種類	あなたの場合
基本方針や体制・組織（全社方針や安全衛生方針など）	• 健康宣言に「従業員の心と体の健康が全てにおいて最優先であり，全ての従業員が健康を保持・増進するための環境づくりに積極的に取り組むことをここに宣言します」と書かれている。
人（頼れる人，相談できる人，情報をもらえる人など）	• CHO（最高人事責任者） • 看護師で，以前，本社の健康管理室に長く勤め，現在関連会社に出向中のBさん（各拠点の保健職ににらみが効く） • 研究会の仲間たち
場所・機会・物理的資源（現在使える場所や機会）	• 上期健康施策の立案会議 • 年に一度の各拠点の総務担当者会議 • 年に一度の健康関連イベント
タイミング（組織目標のみなおし，法制度の変更など）	• 各拠点での健康関連イベントの協力依頼のあるタイミング • 復職事案が本社に上がってきたタイミング • ストレスチェック後の組織分析の後のタイミング
組織文化（役職者に話しやすい雰囲気，同期のつながりが強いなど）	• エビデンス（科学的，法令など）に基づく意見については尊重する組織文化がある。

8．困難を乗り越えるためのアクションのアイディアをリストアップする

・困難を乗り越えて，自分のありたい姿を実現するためのアクションを，思いつく限り，リストアップしてみましょう。

・今の段階では，実際に実行できそうかどうか，コストがどれくらいかかるかといったことは脇に置いて，自由に思いつくまま書いてみましょう。

・職場復帰支援の運用や水準を統一するために，産業保健スタッフ向けにマニュアルを作成する教育研修を行う。

・上記マニュアルを用いて，産業保健スタッフ向けの研修会を企画する。

・外部講師を招致し，一般的な復職支援の実務について研修会を実施する。

・本社スタッフが全拠点を訪問し，拠点のスタッフと懇親を深める。

・産業保健スタッフ向けの外部研修に本社および各拠点の産業保健スタッフが一緒に参加する。

・関係者間でオンライン飲み会を実施し，親睦を深める。

・復職のタイミングではなく，不調者発生の段階で拠点保健師から本社保健師や常勤産業医，精神科医に相談できる体制を構築する。

・統括産業医を雇用し，社内で役職を担い，強力に引っ張ってもらう。

9．具体的なアクションプランを立てる

・リストアップしたアクションの評価の結果をもとに，今回取り組むアクションを2つ選びましょう。

アクション	実行しやすさ	効果	取り組むアクション
・職場復帰支援の運用や水準を統一するために，産業保健スタッフ向けにマニュアルを作成する。	5	4	○
・上記マニュアルを用いて，産業保健スタッフ向けの研修会を企画する。	4	5	○
・外部講師を招致し，一般的な復職支援の実務について研修会を実施する。	3	3	
・本社スタッフが全拠点を訪問し，拠点のスタッフと懇親を深める。	2	4	
・産業保健スタッフ向けの外部研修に本社および各拠点の産業保健スタッフが一緒に参加する。	2	4	

• 関係者間でオンライン飲み会を実施し，親睦を深める。	5	2	
• 復職のタイミングではなく，不調者発生の段階で拠点保健師から本社保健師や常勤産業医，精神科医に相談できる体制を構築する。	2	5	
• 統括産業医を雇用し，社内で役職を担い，強力に引っ張ってもらう。	1	3	

• 実行しやすさ：1.実行が難しい〜5.確実に実行できそう

• 効果：1.効果なし〜5.効果大

実行計画

- 選んだアクションについて，それぞれ具体的な実行計画を立てましょう。
- 実行したあとには，効果がどれくらいだったのか，実行してみて発見したこと，気づき，次に活かすにはどうすればよいかについて，「実行してみてどうだったか」のところに追記しましょう。

実行計画

実行する アクション	・産業保健スタッフ向けの職場復帰支援運用マニュアル案を作成するために，本社産業保健スタッフを打合せの機会を持つ。
いつ	・今月中
どこで	・職場で
誰と	・本社産業医，保健師
必要な準備	・これまで受講した職場復帰支援に関する研修資材を集める。 ・これまでの各拠点の復職事案の収集をする。
代替案	・打ち合せに参加が難しかったスタッフとは別途情報共有の機会を持つ。
実行してみてどうだったか	・各拠点の復職事案の中にも好事例があることを本社スタッフで共有できた。 ・マニュアル作成に向けて，産業医・保健師間で率直に意見交換でき，方針の共有ができた。 ・保健師間では意見の相違があることもわかり，一緒に外部の復職支援に関する研修を受講することになった。

リーダーシップを発揮することが困難なときのワークシート（グループワーク用）

1．自分のありたい姿

2．現状の分析図と関係者の特徴

リーダーシップを発揮することが困難なときのワークシート（グループワーク用）記入例

1．自分のありたい姿

　　知識の差によるコミュニケーションギャップがなくなり，お互いの縄張り意識にこだわるのではなく，従業員の健康を守るというビジョンを共有し，その実現のために協力を惜しまず，従業員がどこに行っても質の高い同水準の産業保健サービスを享受できるようにする。

2．現状の分析図と関係者の特徴

分析図

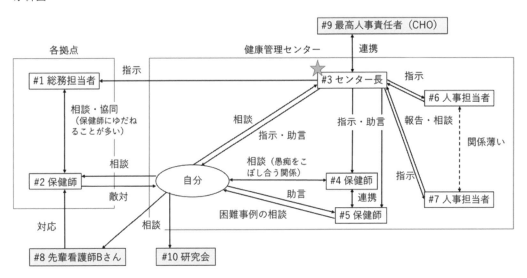

＊　#8, 9, 10 は「7. 今ある資源を書き出してみる」の後に追記したもの

関係者の特徴

#	関係者	特徴
1	拠点の総務担当者	3年程度で交代する。業務が多岐にわたって多忙なため，実務は拠点の保健師に委ねているケースが多い。
2	拠点の保健師	50〜60代の再雇用まで，ベテラン揃い。各拠点のことは熟知している。一方で，長年培ったやり方があり，新しい提案には反対することが多い。
3	健康管理センター長	人事畑で経験豊富。健康経営にも関心が強く，人当たりも良い。会社の上層部ともコネクションが強いとのこと。
4	同僚保健師（ベテラン）	本社内外で長く勤務をしており，課題認識は共有しているものの，持ち担当が多く，日々の業務に忙殺されている。社内に知人は多い。
5	同僚保健師（若手）	入社3年目の保健師。課題認識は共有しているが，保健師の中でも若手に属し，周囲へ意見を言うことは少ない。また，複雑なケース対応がまだ難しいこともあり，日々の対応で手いっぱいの様子。
6	人事担当者（男性）	勤務時間等の労務管理を主とする実務担当者。衛生委員会で顔を合わせる程度で，保健師との関わりは薄い。7の人事担当者（女性）との関わりは限定的。
7	人事担当者（女性）	障害者雇用，育児両立支援を主とする実務担当者。雇い入れ時健診や両立のための産業医面談の依頼など限られた接点しかない。6の人事担当者（男性）との関わりは限定的。
8	先輩看護師Bさん	もと本社健康管理センターの主任看護師。現在は，人事部から出向し，健康保険組合にて業務をしている。当時，各拠点の看護師の採用と教育に携わっていたこともあり，顔がきく。
9	最高人事責任者(CHO)	前センター長で役員に昇格後も健康経営を強力に推進している。現センター長ともかねて上司部下の関係であり，また，社内の尊敬を集める人望の持ち主。
10	研究会	私の所属する産業保健の専門研究会。第一線の専門家が多く集まっており，知恵を借りることはできるかも。

グループワーク進行表

- 最初にグループワークの司会進行役を決める。
- 司会進行役の人が発表するときは，他の人が司会を担当する。
- 事前に参加者全員で個人情報等の取扱いや守秘について確認し，合意してから始める。

ステップ1　それぞれのシートを紹介して意見を出し合うワーク（30分×人数分）

- 1人30分程度（全体で1時間半〜2時間程度）で，以下の2つに取り組みます。

1．自分の状況の紹介と質疑（15分程度）
　　1）発表者は「現在，どんな問題があるか」「どんなことに困っているか」および必要に応じ
　　　　て事業所の規模や産業保健体制などについて簡単に説明する。
　　2）「リーダーシップを発揮することが困難なときのワークシート（グループワーク用）」に
　　　　記載した「自分のありたい姿」と「現状の分析図と関係者の特徴」に記載した分析図を
　　　　共有し，主に以下の点を説明する。
　　　　✓　自分の考える産業保健の「ありたい姿」
　　　　✓　職場の現在の状況，自分が感じている課題，現状の問題点
　　　　✓　今ある資源（リーダーシップを発揮することが困難なときのワークシート（個人
　　　　　　ワーク用）に記載した内容）
　　3）　以下の視点から質疑を行う。発表者は質疑をして気づいたことを分析図に追記する。
　　　　✓　発表者の「ありたい姿」がより明確になるような質問
　　　　✓　関係者の利害関係やニーズを掘り下げる質問
　　　　✓　ありたい姿の実現にむけて，違った角度から現状をとらえなおす質問
　　　　✓　発表者が気づいていない資源についての質問
　　＊　発表者を批判したり，アドバイスを押し付けたりするような質問は控える。

2．困難の解決にむけてのアイディア出し（15分程度）
　　1）発表者はアクションプランを説明する。
　　2）全員で新たなアクションのアイディアを出し合う。
　　　　✓　アドバイスや批判・指摘ではなくアイディアのひとつとして提案する。
　　　　✓　一人の発表者に対して他のメンバーは3つ程度はアイディアを出すよう心がける。

ステップ2　困難を乗り越える計画の作成（15分）

- ステップ1の議論をふまえてそれぞれがアクションプランのブラッシュアップを行う（個
  人ワーク）

ステップ3　計画の発表（5分×人数分）

• ブラッシュアップしたアクションプランを発表し，グループワークを実施した感想を共有する。

「誰でもリーダーシップ」の発揮に役立つアクション集

　本ヒント集は，産業保健スタッフが自分の理想とするビジョンを実現するために「誰でもリーダーシップ」を発揮した事例から得られた「困難を乗り越えるために役立ったアクション」をA～Mの13項目に分類し，それぞれに具体的なアクションをいくつか紹介しています。以下に，アクションの分類と主に対応する「誰でもリーダーシップを発揮する6つの手順」を示しました。本アクション集を参照し，困難な状況で誰でもリーダーシップを発揮するために役立ちそうな新たなアクションのアイディアを増やしましょう。

困難を乗り越えるために役立つアクションの分類と誰でもリーダーシップを発揮する6つの手順との対応

アクションの分類	主に対応する6つの手順*					
	①	②	③	④	⑤	⑥
A．ていねいな意見交換や情報収集	✓	✓	✓	✓	✓	✓
B．ビジョンの共有	✓	✓	✓	✓	✓	
C．見失った自分自身のビジョンを取り戻す	✓					
D．仲間や協力者を探す				✓	✓	
E．メンバーが取り組みやすい目標設定					✓	
F．役割分担					✓	
G．メンバーの主体的な関りを支援					✓	✓
H．既存の知見や枠組みの活用		✓	✓		✓	✓
I．組織としての取り組みに位置付ける			✓		✓	✓
J．好事例の共有			✓	✓	✓	
K．外部資源の活用	✓			✓	✓	
L．関係者の意向や外部環境の動向を一歩離れて観察して，何が求められているかを考える		✓				✓
M．業務上のスキルを高める				✓	✓	

＊①自分のビジョンを育てる，②チームや組織のビジョンを理解する，③組織のビジョンにチャレンジする，④信頼できる仲間をつくる，⑤関係者を巻き込む，⑥タイミングを見て行動する
表の対応は目安であり，状況によってそれぞれの手順がその他のアクションにも該当する場合があります。

A．ていねいな意見交換や情報収集

- 関係者の意見をていねいに聞き，1つひとつにていねいに対応する。
- 自分が主張する前に，相手の意見に耳を傾ける。
- ステークホルダーとの話し合いの場を作る。
- 現状や背景情報をていねいに集め，対応方針に反映させる。
- チーム内での情報共有や議論を密に行う。

- 関連部署の取り組みについて情報収集する。

B. ビジョンの共有

- アクションに取り組む意義をチームのメンバーに説明する。
- チーム内でアクション実施の重要性や価値を共有し，モチベーションを高める。
- 対策の重要性や必要性をまとめた資料を作成する。

C. 見失った自分自身のビジョンを取り戻す

- 自分が過去に熱意を持って取り組んだプロジェクトや対策を振り返る。
- 熱意を持って仕事をしている人と話をする。
- 産業保健職を志したきっかけを思い出す。

D. 仲間や協力者を探す

- ワーキンググループの立ち上げを提案する。
- 一緒に取り組んでくれる仲間や協力者を募集する。
- 対策に関心のありそうな他の産業保健スタッフやステークホルダーに声をかける。
- アクションの採用や実施に直接関わるステークホルダー以外に，アクションの推進に協力や助言が得られそうな人を探して相談する（前任者，前任の管理職など）。

E. メンバーが取り組みやすい目標設定

- 一緒に取り組むメンバーにとって無理のない目標設定をする。
- スモールステップで取り組めるように短期の目標と期限を決める。
- メンバーの意見を聞きながら一緒に目標を考える。

F. 役割分担

- メンバーの得意不得意をふまえて役割を分担する。
- 特定のメンバーに負担がかからないように配慮する。
- 参加するメンバーの負担を考慮した取り組みにする。

G. メンバーの主体的な関わりを支援

- メンバーからの主体的なアクションを根気強く待つ。
- 対策の意思決定に関わる担当者や対策を実施する担当者など，対策に関するステークホルダーが主体的に関われるよう支援する。

- メンバーが取り組んだ成果を記録に残し，コミットメントを見える化する。
- 実現したい提案の内容を同僚と一緒に作成する。
- 参加型の教育研修を行う。

H. 既存の知見や枠組みの活用

- 既に取り組み方法が確立している，取り組みやすいアクションを選択する。
- 定例の会議や例年実施している取り組みなど，既存の枠組みを活用してアクションを実施する（例：実現したいテーマに沿った教育研修を実施する，など）。
- 安全衛生委員会や担当者の集まる会議など，など定例の会議を活用して推進したい取り組みについて議論する。
- 推進したい取り組みを事業所の安全衛生年間計画，もしくは部署の年間実施計画に取り入れる。

I. 組織としての取り組みに位置付ける

- 上司や所属長からアクション推進のためのメッセージを発してもらう。
- 担当者個人の課題ではなく，組織としての課題と位置付けて対策を立てる。
- 組織課題や経営目標とのつながりを検討する。

J. 好事例の共有

- これから取り組む対策に関する好事例を組織内で収集する。
- 好事例をまとめて組織内に紹介・周知する。
- これまでの活動やその成果をまとめて報告する機会を設ける。
- 推進したい取り組みについて，ステークホルダーに体験してもらう機会を設ける。

K. 外部資源の活用

- 外部の専門家に相談して助言を得る。
- 外部の専門家からの意見をもとに上司に働きかける。
- 外部の勉強会に上司や一緒に取り組むメンバーと参加する。

L. 関係者の意向や外部環境の動向を一歩離れて観察して，何が求められているかを考える

- 関係者の意見を紙に書き出して整理する。
- 政治や経済の動向を情報収集して，自分たちの取り組みの位置づけを考える。
- 他社の同様の取り組みについて情報収集して，自分たちの取り組みと比較する。

M. 業務上のスキルを高める

- 勉強会など自己研鑽の場に参加する。
- 業務に関連する新しいトピックについて学習する。
- すでに身につけているスキルを振り返り，スキルを高めるための新たな目標を立てる。

あとがき

　本書は，東京大学職場のメンタルヘルス（UTokyo Occupational Mental Health：TOMH）研究会で2019年から取り組んでいる「職場のメンタルヘルスのリーダーシップ」プロジェクトの研究成果を一冊にまとめたものです。TOMH研究会で職場のメンタルヘルスのリーダーシップに取り組むことになったきっかけは，TOMH研究会のメンバーが中心となって2012年から毎年開講している職場のメンタルヘルス専門家養成プログラム（TOMH基礎コース https://www.tomh.jp/）の修了生の，「コースで学んだことを職場で実践しようとしたが，会社に受入れてもらえない」という声でした。そのような声を受けて，2015年からはコースの最終日に「職場のメンタルヘルスのリーダーシップを考える」というプログラムを用意したことが，私たちが産業保健スタッフのリーダーシップというものを真剣に考えはじめたきっかけでした。

　それ以降毎年多くの議論を重ね，2019年にTOMH研究会で始まった「職場のメンタルヘルスのリーダーシップ」プロジェクトには，研究会のメンバーを中心に21人が参加しました。初めに，職場のメンタルヘルスにおけるリーダーシップとは何かを明確にするために，研究会メンバーでリーダーシップ論に関する論文や書籍の文献レビューを行うとともに，メンバー自身が「リーダーシップを発揮した経験」を共有し，それらをもとに産業保健における「誰でもリーダーシップ」について議論をし，「産業保健のために，自分たちが，個人として，チームとして，または組織・会社として，こうなりたい，こうありたいと，目指す理想像」を「ビジョン」と定義しました。その後，3つのワーキンググループを作り，それぞれ「理論の整理」「好事例の収集」「困難事例解決のためのツール開発」をテーマとして検討を進めました。

　「理論の整理」ワーキンググループでは，「産業保健スタッフにふさわしいリーダーシップとは何か」を理論的整理によって明確にすることを目的として活動しました。まず，これまでのリーダーシップ理論や主張を文献レビューによって整理し，共通する要素を抜き出しました。さらに，産業保健の実務家へのヒアリングを重ね，産業保健スタッフがリーダーシップを発揮するために必要な共通要素を特定し，それを測るためのチェックリストを開発しました。「リーダーシップ」とは何か，という問いは奥深く，価値観を共有しているメンバー間ですら共通理解を持つことに多くの時間を要しました。そのため，毎月の会議ごとに各メンバーが宿題を持ち寄り，議論するこ

との積み重ねでした。大変でしたが，各自が知見を持ち寄り，考えを伝え合い，方向性を決めていった過程を振り返ると，それはまさにシェアド・リーダーシップの状態だったように思います。

「好事例の収集」ワーキンググループでは，産業保健スタッフのリーダーシップについて，より具体的なストーリーと結びつけて理解するために，現場でさまざまな取り組みを行っている6名の産業保健スタッフへのインタビュー調査を行い，その結果を3つのストーリーにまとめました。インタビューに協力してくださった方々は，当初，自らの活動を「リーダーシップの発揮」だとは考えていませんでしたが，それぞれの現場の状況や当時の行動についてていねいにヒアリングを行うなかで，目の前の現状について注意深く観察し，周囲の人に働きかけ，徐々に巻き込む範囲を広げていき，社員の健康管理のために必要な取り組みを実施するために，少しずつ変化を起こしていくというプロセスが明らかになっていきました。

「困難事例解決のためのツール開発」ワーキンググループでは，自分のビジョンのために日々模索するなかで，リーダーシップを発揮することが困難な状況に陥ったときに役立つワークとそのためのツール開発を目的に活動しました。まず，メンバーの一人の困難事例を取り上げて，事例を整理してTOMH研究会で意見交換をした試行をもとに，グループ内でワーク構成やツールへの落とし込みを進めました。コロナ禍での進行という事情をうけ，オンライン会議やオンラインツールを活用しながらの作業となり，メンバーが集まっての進行とは別の難しさもありました。完成に近づいた段階では，TOMH基礎コースの卒業生に，個人ワークの試行に15名，グループワークの試行に12名協力してもらいました。その結果を反映させて，最終版の完成をみることができました。また，「好事例の収集」ワーキンググループのインタビュー結果をもとに，困難状況で活用できるアクションを挙げて，誰でもリーダーシップ発揮の6つの手順に位置づけて示したアクション集も作成しました。多くの人の力を借りながら完成した本ツールは，まさに仲間や協力者を探して，さまざまな人の力を呼び起こすというリーダーシップの大切な一つの側面が現れていたように思います。

これらのワーキンググループから得られた成果物が，本書の第2〜4章に反映されています。本書がすべての産業保健スタッフがそれぞれのビジョンを実現するための一助となることを心から願っています。最後に，本書の執筆にあたりインタビューやワークショップにご協力頂きましたTOMH基礎コース修了生の皆様に深く御礼申し上げます。

2022年1月

著者一同

■編者・著者紹介■

●編者●

川上憲人 （かわかみ　のりと）
1985年　東京大学大学院医学系研究科博士課程社会医学専攻単位取得退学
現　在　東京大学大学院医学系研究科公共健康医学専攻精神保健分野・教授，博士（医学）
著　書　『職場のメンタルヘルス不調——困難事例への対応力がぐんぐん上がる SOAP 記録術』（共編）誠信書房 2021年，『ここからはじめる働く人のポジティブメンタルヘルス』大修館書店 2019年，『職場のラインケア研修マニュアル——管理職によるメンタルヘルス対策』（共著）誠信書房　2018年 他

小林由佳 （こばやし　ゆか）
2005年　岡山大学大学院医歯薬学総合研究科衛生学・予防医学分野修了
現　在　東京大学大学院医学系研究科精神保健学分野・客員研究員，博士（医学），臨床心理士
著　書　『職場のメンタルヘルス不調——困難事例への対応力がぐんぐん上がる SOAP 記録術』（共編）誠信書房 2021年，『集団分析・職場環境改善版 産業医・産業保健スタッフのためのストレスチェック実務 Q&A』（分担執筆）2018年 産業医学振興財団，『産業保健の複雑データを集めてまとめて伝えるワザ——社員も経営層も動かす！「最強」の活用術』（分担執筆）2018年 メディカ出版 他

難波克行 （なんば　かつゆき）
2005年　岡山大学大学院修了。
現　在　アズビル㈱・統括産業医，博士（医学）。
著　書　『職場のメンタルヘルス不調——困難事例への対応力がぐんぐん上がる SOAP 記録術』（共編）誠信書房 2021年，『会社に殺されない働き方』クロスメディア・パブリッシング 2018年，『うつ病・メンタルヘルス不調職場復帰サポートブック』NextPublishing Authors Press 2017年 他

関屋裕希 （せきや　ゆき）
2012年　筑波大学大学院人間総合科学研究科ヒューマンケア科学専攻博士課程修了
現　在　東京大学大学院医学系研究科精神保健学分野・客員研究員，臨床心理士，公認心理師，キャリアコンサルタント
著　書　『職場のラインケア研修マニュアル——管理職によるメンタルヘルス対策』（共著）誠信書房　2018年，『産業保健スタッフのためのセルフケア支援マニュアル——ストレスチェックと連動した相談の進め方』（分担執筆）誠信書房 2016年，『職場のストレスマネジメント——セルフケア教育の企画・実施マニュアル』（分担執筆）誠信書房 2014年 他

原雄二郎 （はら　ゆうじろう）
2011年　東京大学大学院医学系研究科公共健康医学専攻専門職学位課程修了
現　在　㈱ Ds's メンタルヘルス・ラボ・代表
著　書　『職場のポジティブメンタルヘルス 3 ——働き方改革に活かす17のヒント』（分担執筆）誠信書房　2020年，『Q&A で学ぶワーク・エンゲイジメント——できる職場のつくりかた』（共編）金剛出版 2018年，『職場のメンタルヘルス 会社と家族で一緒に支える心とキャリア』（共著）第一法規 2018年 他

今村幸太郎 （いまむら　こうたろう）
2013年　東京大学大学院医学系研究科健康科学・看護学専攻博士課程修了
現　在　東京大学大学院医学系研究科精神保健学分野・特任講師，博士（保健学），公衆衛生学修士（専門職），公認心理師，臨床心理士
著　書　『産業保健スタッフのためのセルフケア支援マニュアル——ストレスチェックと連動した相談の進め方』

（分担執筆）誠信書房 2016年，『職場のストレスマネジメント──セルフケア教育の企画・実施マニュアル』（分担執筆）誠信書房 2014年 他

荒川裕貴（あらかわ　ゆうき）
2020年　東京大学大学院医学系研究科公共健康医学専攻専門職学位課程修了
現　在　東京大学大学院医学系研究科保健社会行動学分野・博士課程院生，公衆衛生学修士（専門職），産業医，救急科専門医，認定内科医

●著者●

東京大学職場のメンタルヘルス研究会（TOMH 研究会）

2012年まで活動していた職場のメンタルヘルスコースの発展版として，2013年に発足。研究と実践領域の専門家が職場のメンタルヘルスの向上に必要なテーマを検討・追求し，研究と実践の橋渡しを行うことを通じて，働く人すべてのメンタルヘルスおよび専門職のレベルアップに「役に立つ」ノウハウの蓄積を行っている。

●分担執筆者●（○印は各章のリーダー，所属は2022年3月時点）

第1章
○川上　　憲人　　編者紹介参照

第2章
○小林　　由佳　　編者紹介参照
　荒川　　裕貴　　編者紹介参照
　井上　　彰臣　　産業医科大学 IR 推進センター・准教授
　江口　　　尚　　産業医科大学産業生態科学研究所産業精神保健学研究室・教授
　大塚　　泰正　　筑波大学人間系・准教授
　櫻谷　あすか　　東京女子医科大学医学部衛生学公衆衛生学講座公衆衛生学分野・助教
　津野　香奈美　　神奈川県立保健福祉大学大学院ヘルスイノベーション研究科・准教授
　渡辺　　和広　　北里大学医学部公衆衛生学・講師

第3章
○難波　　克行　　編者紹介参照
　荒川　　裕貴　　編者紹介参照
　飯田　　真子　　東京大学大学院医学系研究科精神看護学分野・博士課程院生
　今村　幸太郎　　編者紹介参照
　駒瀬　　　優　　東京大学大学院医学系研究科精神保健学分野・博士課程院生
　佐々木　那津　　東京大学大学院医学系研究科精神保健学分野・博士課程院生
　日髙　　結衣　　東京大学大学院医学系研究科精神保健学分野・博士課程院生

第4章
○関屋　　裕希　　編者紹介参照
○原　　雄二郎　　編者紹介参照
○今村　幸太郎　　編者紹介参照
　荒川　　裕貴　　編者紹介参照
　有馬　　秀晃　　品川駅前メンタルクリニック・院長
　大藪　　佑莉　　東京大学大学院医学系研究科精神看護学分野・修士課程院生

川上　憲人　編者紹介参照
島津　明人　慶應義塾大学総合政策学部・教授
友永　　遥　東京大学大学院医学系研究科精神看護学分野・修士課程院生

産業保健スタッフのための実践!「誰でもリーダーシップ」
——理論・事例・ワークで身につく発揮の仕方

2022年 5 月 15 日　第 1 刷発行

	川　上　憲　人
	小　林　由　佳
	難　波　克　行
編　者	関　屋　裕　希
	原　雄　二　郎
	今　村　幸　太　郎
	荒　川　裕　貴
著　者	東京大学職場のメンタルヘルス研究会
発行者	柴　田　敏　樹
印刷者	藤　森　英　夫

発行者　株式会社　誠信書房
〒112-0012 東京都文京区大塚 3-20-6
電話 03 (3946) 5666
http://www.seishinshobo.co.jp/

職場のメンタル
ヘルス不調
困難事例への対応力がぐんぐん上がる
ＳＯＡＰ記録術

川上憲人・難波克行・小林由佳 編
東京大学職場のメンタルヘルス研究会 著

困難事例に対して設問・解説・SOAP 記録の作成例を示し実践的に学べる産業保健領域の必携書。適切な記録は訴訟リスク対応にも有効。

A5判並製　定価（本体2500円＋税）

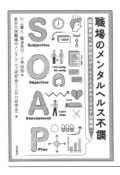

職場のポジティブ
メンタルヘルス３
働き方改革に活かす１７のヒント

島津明人 編著

従業員のメンタルヘルス対策に役立つ最新理論を、第一線の研究者が紹介する好評書籍の第３弾。未知の時代のマネジメントが見える。

A5判並製　定価（本体1900円＋税）

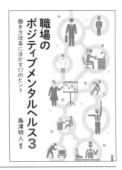

職場のポジティブ
メンタルヘルス2
科学的根拠に基づくマネジメントの実践

島津明人 編著

従業員のメンタルヘルス対策に役立つ最新理
論を、第一線の研究者がわかりやすく紹介し
た好評書籍の第2弾。職場で簡単に使える工
夫が満載。

主要目次
第Ⅰ部　セルフマネジメントへの活用
　・今、目標がありますか？
　・「ポジティブ」の流れにどうしても乗れな
　　いあなたに
　・仕事は成し遂げられると「信じる」ことが
　　大切
　・Win-Winでなくてもよい？/他
第Ⅱ部　組織マネジメントへの活用
　・多様化する職場の組織力を高める
　・倫理風土と仕事の有意味感の関連性
　・ジョブ・クラフティングをうながす「しな
　　やか」マインド・セット/他
第Ⅲ部　生活のマネジメントへの活用
　・仕事とのほどよい距離感
　・仕事とプライベートとのポジティブな関係

A5判並製　定価(本体1800円+税)

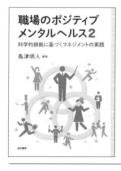

職場のポジティブ
メンタルヘルス
現場で活かせる最新理論

島津明人 編著

従業員のメンタルヘルス対策に役立つ最新理
論の活かし方を第一線の研究者が実践例とと
もに紹介。すぐに使えるちょっとした工夫が
満載。

主要目次
第Ⅰ部　職場のポジティブメンタルヘルスの
　　　　考え方
　・健康の増進と生産性の向上は両立する！
　・"ワーカホリック"な働き方に要注意！/他
第Ⅱ部　組織マネジメントへの活用
　・チームのエンゲイジメントを観察して、
　　チームの生産性を上げる
　・職場の人間関係のポイント/他
第Ⅲ部　セルフマネジメントへの活用
　・ポジティブ心理学の力
　・レジリエンス/他
第Ⅳ部　生活のマネジメントへの活用
　・よく働きよく遊べ！
　・パートナーの理解や助けは、仕事からの
　　リカバリーに効く！/他

A5判並製　定価(本体1800円+税)

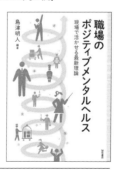

職場のラインケア研修マニュアル（CD付き）

管理職によるメンタルヘルス対策

関屋裕希・川上憲人・堤 明純 著

職場のメンタルヘルス対策に必須の、管理職向けの教育研修プログラムを時系列で示す。研修用スライドや配布資料は巻末CDに収録した。

主要目次

B5判並製　定価(本体2400円＋税)

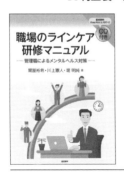

産業保健スタッフのためのセルフケア支援マニュアル

ストレスチェックと連動した相談の進め方

島津明人・種市康太郎 編

ストレスチェックの結果、カウンセリングを希望した従業員から個別相談を受ける場面を想定し、各タイプ別に解説したマニュアル。ストレスチェックの概要、職業性ストレス簡易調査票（厚労省推奨版）に準拠した調査票の読み取り方、相談対応の進め方を解説。さらに相談対象者のセルフケア支援の方法も紹介した決定版。

目次

B5判並製　定価(本体2300円＋税)

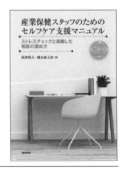